新医科智慧医学系列教材

智慧医学语言基础实践

主　编　贺向前　何慧敏　周丽华

副主编　袁冬莉　金　晶　王浩林　王瑜婧

编　委（按姓氏汉语拼音排序）

陈　鹏	重庆医科大学	杜井龙	重庆医科大学
韩宝如	重庆医科大学	何慧敏	广西医科大学
贺向前	重庆医科大学	胡光桃	重庆医科大学
贾媛媛	重庆医科大学	金　晶	重庆医科大学
刘　峰	重庆医科大学	马云峰	重庆医科大学
王浩林	重庆医科大学	王瑜婧	重庆医科大学
吴　迪	重庆医科大学	熊　欣	重庆医科大学
袁冬莉	重庆医科大学	曾红武	重庆医科大学
周丽华	重庆医科大学		

科学出版社

北　京

内 容 简 介

全书共分 6 章，第 1 章介绍计算机基础，主要包括 Windows 基本操作、Office 办公软件操作和电子邮件操作；第 2 章介绍智慧医学语言 Python 基础，主要包括 Python 开发环境及库的使用、Python 语言基础概述及数据类型、Python 语言程序流程控制的医学应用、Python 语言自定义函数的医学应用；第 3 章介绍医学数据的获取与分析，主要包括 numpy 库与 pandas 库的医学应用、医学数据文件的读取与统计模块、医学数据的描述性分析、医学数据的规范化转换与常见预处理方法；第 4 章介绍医学数据的可视化，主要包括 matplotlib 及医学应用、seaborn 及医学应用、pyecharts 及医学应用；第 5 章介绍医学图像处理，主要包括医学图像的读取与显示，医学图像几何操作、卷积、滤波，医学图像增强，医学图像分割与形态学处理；第 6 章介绍人工智能及医学应用，主要包括线性回归分析及医学应用、逻辑回归及医学应用、朴素贝叶斯分类及医学应用、支持向量机及医学应用、聚类分析及医学应用、深度学习及医学应用。本教材通过医学案例由浅入深，注重入门运用与举一反三，强化医学案例驱动的自主学习与实践，重视医学及相关专业学生的学习能力培养，强调医学实践和计算机理论的医工融合。

本教材可以作为医学相关专业本科、专科、研究生的教材或参考书，也可以作为医务工作者的参考书。

图书在版编目（CIP）数据

智慧医学语言基础实践/贺向前，何慧敏，周丽华主编. —北京：科学出版社，2023.8

新医科智慧医学系列教材

ISBN 978-7-03-074484-5

Ⅰ.①智… Ⅱ.①贺… ②何… ③周… Ⅲ.①计算机应用–医学–医学院校–教材 Ⅳ.① R319

中国版本图书馆 CIP 数据核字（2022）第 252487 号

责任编辑：王 颖/责任校对：何艳萍
责任印制：赵 博/封面设计：陈 敬

科学出版社 出版

北京东黄城根北街 16 号

邮政编码：100717

http://www.sciencep.com

保定市中画美凯印刷有限公司印刷

科学出版社发行 各地新华书店经销

*

2023 年 8 月第 一 版 开本：787×1092 1/16
2024 年 7 月第三次印刷 印张：9 1/2
字数：230 000

定价：46.00 元

（如有印装质量问题，我社负责调换）

前　言

本教材以党的二十大精神为指导，以立德树人为根本任务，全面加强对医学及相关专业学生的数字化素养和智慧医学素养的培养，包括加强对学生计算机操作基础技能、智慧医学相关概念与知识、人机交互语言编程能力、健康医疗数据分析处理与利用的能力和医学影像智能识别的能力等培养，从而适应医学教育数字化转型的需要。

作者在编写本书之前，在医科院校中进行了计算机基础教学改革探索，坚持立德树人，以学生为中心的教育教学理念，围绕"高阶性、创新性和挑战度"的原则，总结原来医科院校中计算机基础教学经验，学习其他优秀教材的特点，重新设计了专门针对医学院校中相关专业学生的计算机基础课程，组织编写了《智慧医学语言基础实践》教材，以便医学院校中相关专业学生方便掌握计算机操作基础技能、智慧医学相关概念与知识、人机交互语言编程能力、健康医疗数据分析处理与利用的能力和医学影像智能识别的能力等。根据医学及相关专业的特点，本书主要用 Python 语言进行医学数据分析、医学影像处理、机器学习及人工智能算法在医学中的应用，Python 语言的智慧医学应用作为教材的主要内容，其特点是医工融合，大量采用 Python 语言实现医学案例，以医学案例实践驱动学生自主学习，注重入门应用和举一反三，重视医学及相关专业学生学习能力的培养，提高医学相关专业学生在临床诊疗、药物不良反应、护理康养、预防保健等健康领域的 Python 语言人机交互能力与医学工程实践能力。

本教材在编写方法上强调医学案例驱动 Python 语言的学习，对于编程语言本身和计算机科学理论的学习，强调网络资源的利用，引导读者自学，培养其学习能力，重在智慧医学应用。教材主要内容包括 Python 的语言基础、医学统计分析和回归分析的 Python 语言实现、医学数据可视化、基本医学数据库的操作的 Python 语言实现、医学影像基本图像处理技术的 Python 语言实现、机器学习算法以及人工智能相关技术在医学上的应用实现等。案例源于开源数据集及部分实际的医学疾病数据，涉及隐私信息的数据，均经过脱敏处理。

本教材可以作为医学相关专业的本专科或者研究生教材或参考书使用；本书由浅入深、医学案例丰富，实际授课时，教师可以自身教学安排布置部分实验题目供学生实践操作；该书也可以作为医务工作者参考书。

编写此书的作者来自于重庆医科大学和广西医科大学，由周丽华、何慧敏、吴迪、马云峰、袁冬莉、胡光桃、曾红武、刘峰、陈鹏、王瑜婧、熊欣、金晶、贺向前、贾媛媛、韩宝如、杜井龙、王浩林编写。

编写该教材获得了重庆市一流专业建设项目的支持，也获得了重庆医科大学医学信息学院、教务处、医学数据研究院、附属第一医院信息科以及广西医科大学的支持和帮助，正是这些原因激发了编者的编写热情，坚定了编者的编写毅力，从而有了此书的诞生，在此表示感谢！此外，本书撰写和出版过程中得到了很多领导、专家、同仁、同学以及作者家属热情而无私的帮助，在此一并致谢！

由于时间仓促，而信息技术的发展又面临日新月异的变化，因此本书一定存在许多不足，甚至是错误的地方，希望读者多提宝贵意见，也将根据读者的反馈意见，对本书的内容进行修订。作者的电子邮件是 hexiangqian@cqmu.edu.cn。

编　者

2022 年 12 月 25 日

目　　录

第 1 章　计算机基础

进入 21 世纪，学习、生活和工作已经离不开计算机，计算机渗透到了社会各个领域，计算机操作技能是现代人的一项基本技能。下面以案例的方式简单介绍 Windows 操作系统下的几项常用操作、Office 办公软件操作和电子邮件操作。

实验一　计算机基本操作

【实验目的】

1. 掌握 Windows 的文件及文件夹的创建、复制、移动、删除、更名。

2. 掌握 Office 办公软件操作。

3. 掌握电子邮箱的申请与使用方法。

【实验内容】

1. 实验 1-1：建立文件夹

在 D 盘根目录下创建一个一级文件夹"第一学期"，三个二级文件夹，分别命名为"学习笔记"、"学习资料"和"作业"。

2. 实验 1-2：Excel 操作

在 Excel 中创建"学生奖励表"，具体数据如图 1-1 所示，按以下要求完成表格制作。

	A	B	C	D	E	F	G	H	I
1	学生奖励表								
2	学号	姓名	性别	基础课	专业基础课	专业课	总成绩	综合分	奖学金等级
3	20210001	金思婧	女	80	65	79			
4	20210005	钱斌杰	男	78	86	80			
5	20210006	娄杰	男	79	88	75			
6	20210007	曹润莹	女	60	75	63			
7	20210009	关朝萍	女	82	80	86			
8	20210010	李知弦	女	71	79	67			
9	20210011	廖强	男	88	90	95			
10	20210013	张霜	女	85	93	69			
11	20210015	赵雨国	男	76	76	60			
12	20210016	吴雨涵	女	86	89	82			

图 1-1　学生奖励表

（1）用函数计算三类成绩的"总成绩"。

（2）用公式计算"综合分"，其计算公式为：综合分=基础课×30%+专业基础课×35%+专业课×35%，结果保留两位小数。

（3）根据"综合分"标注奖学金等级：综合分在 90 分以上（含 90 分）的为"一等奖"；综合分在 90 分以下、85 分（含 85 分）以上的为"二等奖"；综合分在 85 分以下、80 分（含

80 分）以上的为"三等奖"。

（4）表中所有内容居中对齐，标题为黑体小三号，并按图 1-1 设置表格线。

（5）将表单名称改为"奖学金"。

（6）将编辑好的文件保存在"实验 1-1"所建立的"作业"文件夹中，保存的文件名为"实验 1-2.xlsx"。

3. 实验 1-3：电子邮件的基本操作

在网站"网易"上申请两个电子邮箱，然后发送与接收电子邮件。

【实验指导】

1. 实验 1-1：建立文件夹的操作步骤

（1）选菜单"开始"—>"所有程序"—>"附件"—>"Windows 资源管理器"；或者在"开始"按钮上单击鼠标右键，在弹出的快捷菜单中选择打开"Windows 资源管理器"命令项，打开"资源管理器"窗口。

（2）在资源管理器的左窗格中，单击"D 驱动器"。

（3）选择菜单"文件"—>"新建"—>"文件夹 (F)"；或者在工作区空白处，单击鼠标右键，在弹出的快捷菜单中选取"新建"—>"文件夹 (F)"。

（4）用键盘输入新建文件夹的名称"第一学期"。

（5）在资源管理器的左窗格上单击"第一学期"文件夹，选择菜单"文件"—>"新建"—>"文件夹 (F)"，命名为"学习笔记"；或者在工作区空白处，单击鼠标右键，在弹出的快捷菜单中选取"新建"—>"文件夹 (F)"，并将其命名为"学习笔记"。

（6）按（5）的步骤再新建两个文件夹"学习资料"及"作业"。

2. 实验 1-2：Excel 操作步骤

（1）启动 Excel，在单元格中单击鼠标左键将图 1-2 中的内容输入相应的单元格中。

（2）将鼠标光标移动到 G3 单元格，输入"=SUM(D3:F3)"，其结果如图 1-2 所示。

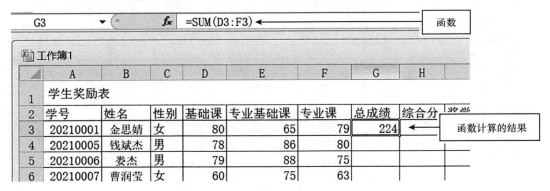

图 1-2 Excel 的函数

（3）鼠标移动到 G3 单元格的填充柄处，指针将变成"+"状，按住鼠标左键，向下拖动，自动产生相应的求和公式，完成"总成绩"求和。

（4）将鼠标光标移动到 G3 单元格，输入"="，单击 D3 单元格，输入"*0.3+"，单击 E3 单元格，输入"*0.35+"，单击 F3 单元格，输入"*0.35"，其结果如图 1-3 所示。

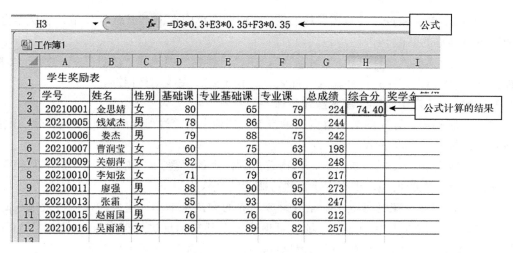

图 1-3　Excel 的公式

（5）鼠标移动到 H3 单元格的填充柄处，指针将变成"+"状，按住鼠标左键，向下拖动，自动产生相应的计算公式，完成"综合分"的计算。

（6）将鼠标光标移动到 I3 单元格，输入"=IF(H3>=90, "一等奖"，IF(H3>=85, "二等奖"，IF(H3>=80, "三等奖"，" ")))"。

（7）鼠标移动到 I3 单元格的填充柄处，指针将变成"+"状，按住鼠标左键，向下拖动，自动产生相应的判断公式，完成"奖学金等级"的判断。

（8）将光标移到 A1 单元格，按住鼠标左键拖动到 I12 单元格，在"开始"的工具栏中选择"格式"工具的"设置单元格格式 (E)…"菜单，然后在"设置单元格格式"对话框中，选择"对齐"表单，将"水平对齐"与"垂直对齐"均设置为"居中"。

（9）将光标移到 A1 单元格，按住鼠标左键拖动到 I1 单元格，字体设置为黑体小三号，在"开始"的工具栏中选择"格式"工具的"设置单元格格式 (E)…"菜单，然后在"设置单元格格式"对话框中，选择"对齐"表单，并选择"合并单元格"，如图 1-4 所示。

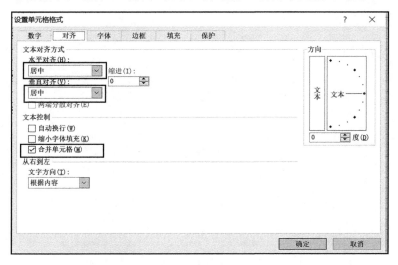

图 1-4　Excel 的"设置单元格格式"对话框

（10）在表单名 Sheet1 处点击鼠标右键，在快捷菜单中点击"重命名"，输入"奖学金"，完成对表单名称的修改。

（11）选择菜单"文件"—>"另存为"，在"另存为"中选择"D 盘"—>"第一学期"文件夹—>"作业"文件夹，并输入文件名"实验 1-2"，完成文件保存。

3. 实验 1-3：电子邮件的基本操作步骤

（1）注册邮箱：登录网易的首页，单击首页顶部上的"注册免费邮箱"，便可弹出注册免费邮箱的页面。根据提示，进行邮箱注册。

（2）登录邮箱：在网易首页中，单击首页顶部上的"登录"或者单击"进入邮箱"按键，弹出"登录"的页面，根据提示，进行邮箱"登录"。

（3）发送邮件：在网易电子邮箱登录成功界面中，点击"写信"按键，进入电子邮件发送界面，输入收件人电子邮箱地址（可填写多个邮箱地址进行群发）、主题、添加附件（可添加多个附件），填写需要发送的信息后，点击"发送"，即可完成邮件的发送。

（4）查收邮件：在网易电子邮箱登录成功界面中，点击"收件箱"或者"收信"按键后，点击一封邮件，打开"邮件查看"界面。

（5）回复邮件：在"邮件查看"界面中，点击"回复"或者"回复全部"，填写相关内容，点击"发送"即可完成邮件回复。

第 2 章　智慧医学语言 Python 基础

智慧医学的概念可以简单用"智慧医学=健康医疗大数据+算力+算法"来描述，其基础是需要掌握人机交互的计算机语言。近年来，用于大数据和人工智能的 Python 语言发展迅速，该语言以其易学、面向生态、简洁实用的设计理念成为全球最为热门的编程语言。在医学领域中，使用 Python 语言开发的程序应用广泛，如海量电子病历的自然语言识别、医学影像及病理切片的自动识别、检验检查的数据分析与统计等。本章将以医学案例引入的方式介绍智慧医学语言 Python 的基本实验操作。

【实验准备】

1. Python 语言环境的安装

（1）从 Python 语言官网下载安装包，部分程序代码、函数与版本有一定关系和影响，本书建议统一 Python 语言的版本，全书采用 3.7.0 版本。

（2）双击下载的 Python-3.7.0.exe 安装程序，并按照安装向导完成 Python 语言的安装，在安装过程中，建议更改安装路径，如安装到"D:\PYTHON3.7"目录中。

2. PyCharm 安装及集成开发环境搭建

（1）PyCharm 带有一整套可以帮助用户在使用 Python 语言开发时提高其效率的工具，如调试、语法高亮、项目管理、代码跳转、智能提示、自动完成、单元测试、版本控制。可以从 PyCharm 官网下载安装包，对应的安装包有社区版和专业版，初学者可以下载社区版的 PyCharm 集成开发环境安装包，版本可以选择最新版本。

（2）双击下载的安装程序，并按照安装向导完成 PyCharm 的安装。

（3）PyCharm 安装好后，需设置项目的解释器，可以选择上述建议安装到"D:\PYTHON3.7"的 Python.exe 作为解释器。

实验二　Python 开发环境及库的使用

【实验目的】

1. 了解 Python 的集成开发环境 PyCharm，熟悉其主要组成部分及使用。
2. 熟悉编程步骤，掌握工程的创建、Python 文件的创建等操作。
3. 熟悉第三方库的导入和使用。

【实验内容】

1. 实验 2-1：编写第一个"欢迎程序"

通过编程实例熟悉 PyCharm 集成开发环境。在 PyCharm 编写一个简单的程序，输出显示"欢迎学习智慧医学语言基础课程！"。

2. 实验 2-2：计算身体质量指数程序

编程计算身体质量指数（BMI 值）。世界卫生组织建议以身体质量指数（body mass index，BMI）来衡量肥胖程度，其计算公式为：身体质量指数（BMI）=体重（kg）÷身高（m）^{2}，即输入体重和身高值，计算 BMI 值。要求：导入数学库 math 中的函数 pow() 计算平方值（math 库是 Python 的标准库，提供了很多数学计算函数，如幂运算、平方根、三角函数等）。

【实验指导】

1. 实验 2-1：实验指导

（1）实验操作步骤

1）首先在磁盘的"D: 盘"上创建"个人代码"文件夹，以"姓名"或者"学号"命名，然后在"个人代码"文件夹下面创建一个名字为"chapter2"的子文件夹。本书约定所有的工程文件均存储在"个人代码"文件夹中，每一章创建一个工程，系统会为每个工程创建一个子文件夹，该工程下的每个实验的程序文件及需要的数据文件或者图像文件均存储在工程文件夹下面。

使用 PyCharm 新建一个"project"，取名为"chapter2"。本章实验的所有脚本文件均存放在这个项目内。需要读取的数据文件与脚本文件均放到"chapter2"文件夹内。

首先新建工程：

新建工程项目采用"File"—>"New Project…"菜单，如图 2-1 所示，在弹出的界面中，选择创建的"个人代码"文件夹，输入项目的名称"chapter2"，按下"Creat"按钮，如图 2-2 所示。

2）在该工程下创建 Python 文件。在工程名"pythonProject"上单击右键—>"New"—>"Python File"，如图 2-3 所示；在弹出的界面中输入 Python 文件名"2-1"，如图 2-4 所示。

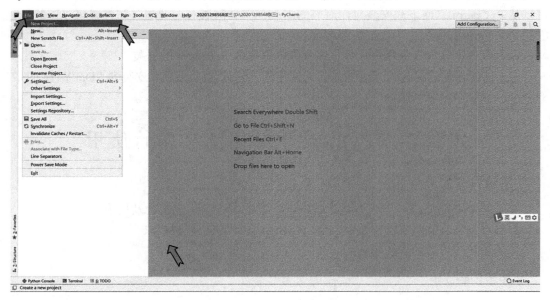

图 2-1　PyCharm 中创建工程

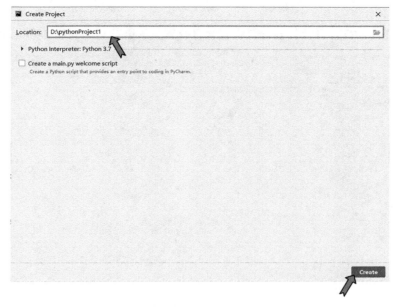

图 2-2　输入工程名

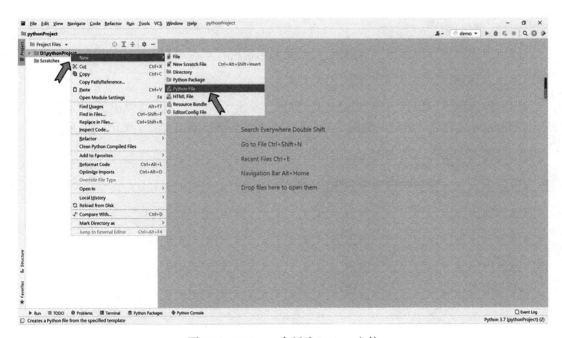

图 2-3　PyCharm 中新建 Python 文件

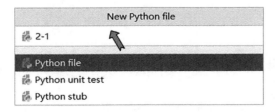

图 2-4　输入 Python 文件名

3）编写代码。

在新建的窗口中输入代码：print("欢迎学习智慧医学语言基础课程！")，如图 2-5 所示。

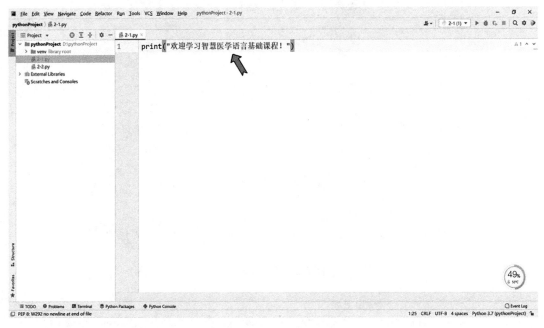

图 2-5　输入 Python 代码

4）运行代码。

在菜单中选择"Run"—>"Run…"，如图 2-6 所示；接下来，在弹出的菜单中点击要运行的 Python 文件名"2-1"，如图 2-7 所示；在控制台显示运行结果，如图 2-8 所示。

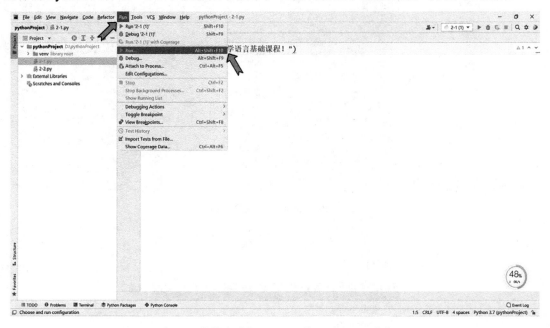

图 2-6　菜单中选择"Run"的"Run…"命令

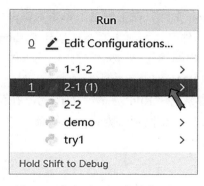

图 2-7　点击 Python 文件名 "2-1"

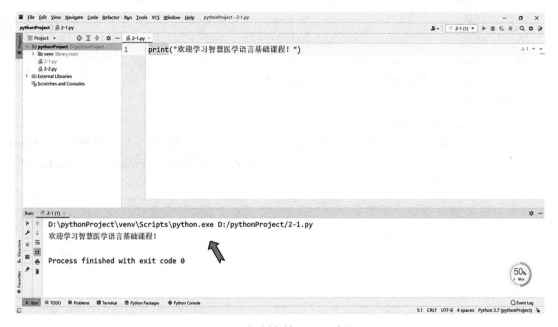

图 2-8　控制台输出运行结果

（2）参考代码

显示输出欢迎信息

print("欢迎学习智慧医学语言基础课程！")

（3）实验结果：欢迎学习智慧医学语言基础课程！

（4）实验分析：本实验的目的为熟悉 PyCharm 中编写 Python 程序的基本步骤，首先创建工程，新建 Python 文件，然后在代码窗口中输入代码，最后运行程序，查看运行结果。如果编写程序前没有在 PyCharm 中设置 Python 解释器，则需要进行设置，设置方法见配套理论教材第二章。

2. 实验 2-2：实验指导

（1）编程计算身体质量指数（BMI），实验操作步骤如下。

1）启动 PyCharm 进入 Python 运行环境，新建项目（"File"—> "New Project…"菜单），在弹出的界面中输入项目的工程名称。如前面已经创建了工程，这步可以省略。

2）在该工程下创建 Python 文件。在工程名上单击右键—>"New"—>"Python File"，在弹出的界面中输入 Python 文件名"实验 2-2"，即新建 Python 文件"实验 2-2.py"。

3）在新建的 Python 文件中编写代码。按照题意，输入体重（weight）、身高（height），根据公式计算身体质量指数（BMI）。

4）运行代码。在菜单中选择"Run"—>"Run…"，在弹出的窗口中选择要运行的 Python 文件"2-2"，代码运行后，在控制台查看运行结果。

（2）参考代码

```
# 导入函数库 math
import math
# 定义 weight、height、BMI 变量存放体重、身高和身体质量指数等数据
weight=60
height=1.65
BMI=weight/math.pow(height, 2)
# 输出显示身体质量指数变量 BMI 中的结果
print(BMI)
```

（3）实验结果：163.35 22.04。

（4）实验分析：本实验要求使用 math 库中的 pow(x, y) 函数，所以需要使用 import math 语句导入 math 库，在使用 math 库的 pow(height, 2) 函数时，用 math.pow(height, 2) 方式指明函数所属库模块。

实验三　Python 语言基础概述及数据类型

【实验目的】

1. 通过程序实例，掌握 Python 程序设计的基本概念、编程规则和开发过程。

2. 掌握 Python 语言基础及数据类型的使用。

3. 掌握变量的定义和赋值。

4. 掌握各种运算及其运算顺序。

【实验内容】

1. 实验 3-1：编写程序实现患者信息输入输出

编写程序完成简单的患者信息输入输出，包含患者的姓名、年龄、性别。程序运行后根据提示依次输入患者的姓名、年龄和性别，将输入的信息显示出来。

2. 实验 3-2：变量和字符串的区别

通过运行以下代码观察变量放在双引号 " " 内部和双引号 " " 外部的区别。

（1）输入以下代码，保存并运行，查看输出结果

name=input("请输入患者姓名：")

print("您好！name，当前排在第一位")

（2）修改程序为如下代码，保存并运行，查看输出结果

name=input("请输入患者姓名：")

print("您好！", name, "当前排在第一位")

注意观察（1）和（2）中的代码有什么不同？结果为什么不一样？可能是什么原因？

3. 实验 3-3：观察与思考下列数学运算符的使用

以下操作在 IDLE 交互式界面中（不是程序文件编辑窗口！）提示符下输入运行。Python 自身提供了一个简洁的集成开发环境（IDLE），利用 IDLE 可以较为方便地创建、运行、测试和调试 Python 程序。

（1）先人工计算下列表达式的值，再用 Python 验证计算是否正确，如果错误，错在哪里？（本实验主要目的在于观察理解运算符的优先级）。

\>>> 30 − 3 ** 2 + 8 // 3 ** 2 * 10

\>>> 3 * 4 ** 2 / 8 % 5

\>>> 2 ** 2 ** 3

（2）将下面的数学算式写成 Python 表达式并运算，检查表达式写法是否正确。

$$\frac{2^4 + 7 - 3 \times 4}{5}$$

（3）三种除法的区别：分别计算以下表达式，观察结果，理解三种除法的区别。

5 / 2	5 // 2	5 % 2
4.5 / 2	4.5 // 2	4.5 % 2

4. 实验 3-4：病历信息简单提取

患者的部分病历信息为"患者男性，52 岁，诊断为糖尿病"，编写代码完成下列两项操作：（该程序主要针对字符串数据类型的数据操作）

（1）输出显示病历信息。

（2）使用切片方法，截取患者的性别、年龄、诊断结果，并输出显示。

5. 实验 3-5：华氏温度与摄氏温度的转换

编写程序实现华氏温度与摄氏温度相互转换，程序运行后根据提示输入温度值，计算并输出显示转换后的对应温度值。摄氏温度（C）与华氏温度（F）的换算关系是：$C=5\times(F-32)/9$，$F=9\times C/5+32$。

6. 实验 3-6：静脉输液中每分钟滴数计算

静脉输液中，滴注的速度应合理调节，以较快获得疗效并减少药物不良反应和输液反应为宜。某患者输注药物溶解至生理盐水中，已知所用输液设备滴系数（每毫升滴数）为 15 滴，编写程序求出每分钟滴数。

$$每分钟滴数 = \frac{要输入的液体总量（ml）\times滴系数}{滴注时间（分钟数）}$$

7. 实验 3-7：自动判断患者性别和计算患者年龄

编写程序实现以下功能：输入患者姓名和身份号码，程序自动判断性别和计算年龄（计算年龄时不考虑是否足岁）。

提示： 身份号码倒数第 2 位是奇数为男性，偶数为女性。

8. 实验 3-8：输入月份数字，显示对应月份的英文缩写

编写程序实现以下功能：输入月份的数字，输出显示月份的英文缩写。

9. 实验 3-9：电子病历信息自动提取

编写程序实现以下功能：对类似下面的病历文字，能自动提取出相应的信息。

提示 1： 代码中，病历文字自行输入。要求病历文字标准格式如下：患者×××，性别×，××岁，于××××年×月×日门诊就诊，诊断为×××。如"患者李五一，性别女，43 岁，于 2020 年 3 月 2 日门诊就诊，诊断为慢性胃炎。"当按标准格式输入病历文字时，不管具体内容是什么，都能实现自动提取信息功能。

提示 2： 先获得对应信息在原始病历文字中的位置，再对病历文字切片提取。

【实验指导】

1. 实验 3-1：实验指导

（1）实验操作步骤

1）启动 PyCharm 进入 Python 运行环境，新建项目（"File"—>"New Project…"菜单），在弹出的界面中输入项目的工程名称。如前面已经创建了工程，这步可以省略。

2）在该工程下创建 Python 文件。在工程名上单击右键—>"New"—>"Python File"，在弹出的界面中输入 Python 文件名"实验 3-1"，即新建 Python 文件"实验 3-1.py"。

3）在新建的 Python 文件中编写代码。按照题意，输入输出患者的姓名、年龄、性别等信息。调用 Python 中的内置函数 input()、print() 来实现，注意输入输出语句是按顺序执行的，所以根据题目要求按顺序调用 input() 函数编写输入语句，依次输入患者的姓名、年龄和性别，最后用 print() 函数将输入的信息显示出来。

4）运行代码。在菜单中选择"Run"—>"Run…"，在弹出的窗口中选择要运行的 Python 文件"实验 3-1"，代码运行后，在控制台查看运行结果。

（2）参考代码

\# 变量 name、age、gender 的定义见名知义，由 input() 函数返回值赋值

name=input("请输入患者的姓名：")

age=input("请输入患者的年龄：")

gender=input("请输入患者的性别：")

print("你输入的患者信息是：", name, age, "岁", gender)

（3）实验结果：程序执行后如下所示，保存文件名为"实验 3-1.py"。

请输入患者的姓名：张三

请输入患者的年龄：46

请输入患者的性别：女

你输入的患者信息是：张三　46 岁　女

（4）实验分析

1）本实验的目的是掌握变量的定义和赋值，变量命名要"见名知义"，首字符一般采用字母，建议采用英文字符定义变量而不要用汉字，避免不支持汉字的系统程序会出错。对于变量的赋值，一般采用"="，把等号右边的内容放到左边的变量中。

2）同时熟悉 Python 中的输入函数 input()、输出函数 print() 的使用，注意这两个函数中的参数用法，在 name=input("请输入患者的姓名：") 语句中，参数"请输入患者的姓名："是代码运行窗口显示的提示信息，而 name 中的值需要从键盘输入具体值，年龄和性别对应的变量 age 和 gender 同样如此操作。

3）语句 print("你输入的患者信息是：", name, age, "岁", gender) 中，注意多参数之间所用的间隔符号，此处用逗号","分隔。

思考： 参考代码返回的数据类型为字符串型，如果需要从键盘输入数据并进行数值运算时，该怎么办？

---

2. 实验 3-2：实验指导

（1）实验操作步骤

1）启动 PyCharm 进入 Python 运行环境，新建项目（"File"—>"New Project…"菜单），在弹出的界面中输入项目的工程名称。如前面已经创建了工程，这步可以省略。

2）在该工程下创建 Python 文件。在工程名上单击右键—>"New"—>"Python File"，在弹出的界面中输入 Python 文件名"实验 3-2"，即新建 Python 文件"实验 3-2.py"。

3）在新建的 Python 文件中编写代码。按照题意，首先将变量 name 放在双引号" "内部，再运行代码观察输出结果；然后修改代码，将变量 name 放在双引号" "外部，再运行代码观察输出结果。

4）运行代码。在菜单中选择"Run"—>"Run…"，在弹出的窗口中选择要运行的 python 文件"实验 3-2"，代码运行后，在控制台查看运行结果。

（2）参考代码

\# 输入以下代码，保存并运行，查看输出结果 1

name=input("请输入患者姓名：")

print("您好 !, name, 当前排在第一位")

\# 修改程序为如下代码，保存并运行，查看输出结果 2

name=input("请输入患者姓名：")

print("您好 !", name, "当前排在第一位")

（3）实验结果

1）运行结果 1

请输入患者姓名：张三

您好 !，name，当前排在第一位

2）运行结果 2

请输入患者姓名：张三

您好 !　张三　当前排在第一位

（4）实验分析：本实验的目的是掌握变量和字符串的区别，当变量 name 放在双引号" "内部时，作为字符串"您好 !, name, 当前排在第一位"中的一部分，所以输出显示的是 name 本身；当变量 name 放在双引号" "外部时，name 作为一个变量，所以输出显示的是它内部的值，当 name 赋值为"张三"时，输出 name 的值就为"张三"。

> **思考：** 将"（2）参考代码"中第 1 行代码中的逗号"，"改为加号"+"，重新保存并运行，查看结果。两次结果有什么不一样？

3. 实验 3-3：实验指导

（1）实验操作步骤

1）在 Windows 的"开始菜单"中选择"IDLE(Python 3.7 64-bit)"选项，如图 3-1 所示。

2）IDLE 的操作简单，可以在 IDLE 窗口直接输入和执行 Python 语句，如图 3-2 所示。运算式输入完成后，按下回车键"Enter"后立即显示计算结果。

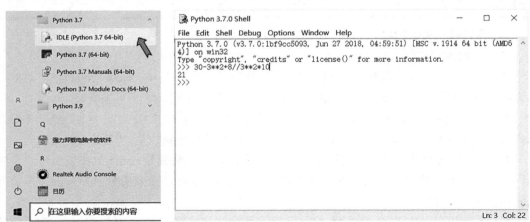

图 3-1　"开始菜单"中打开 IDLE　　　　　图 3-2　IDLE 中运算数学运算式

（2）参考代码

在 IDLE 中输入（1）小题中的三个计算式

当输入一个计算式后，按"回车"显示运行结果，再输入下一个计算式。

```
>>> 30−3**2+8//3**2*10
21
>>> 3*4**2/8%5
1.0
>>> 2**2**3
256
```

输入（2）小题中的计算式

```
>>> (2**4+7−3*4)/5
2.2
#
```

（3）实验结果：同上参考代码中所示。

（4）实验分析：注意运算符在 Python 中的表达方式和运算符的优先级。

由于第（3）小题中计算式都比较简单，请自行输入代码进行验证。

4. 实验 3-4：实验指导

（1）实验操作步骤

1）启动 PyCharm 进入 Python 运行环境，新建项目（"File"—>"New Project…"菜单），在弹出的界面中输入项目的工程名称。如前面已经创建了工程，这步可以省略。

2）在该工程下创建 Python 文件。在工程名上单击右键—>"New"—>"Python File"，在弹出的界面中输入 Python 文件名"实验 3-4"，即新建 Python 文件"实验 3-4.py"。

3）在新建的 Python 文件中编写代码。按照题意，首先调用 print() 函数完成病历信息的输出显示，再使用切片方法截取病历信息字符串中的部分内容。

4）运行代码。在菜单中选择"Run"—>"Run…"，在弹出的窗口中选择要运行的 Python 文件"实验 3-4"，代码运行后，在控制台查看运行结果。

（2）参考代码

```
# 定义 info 变量存放字符串数据类型的数据"患者男性，52 岁，诊断为糖尿病"
info="患者男性，52 岁，诊断为糖尿病"
print(info)
# 定义 sex 变量存放性别，从 info 字符串变量中提取第 3 个位置的数据，注意
# 字符串切片时，编号是从 0 开始的！
sex=info[2]
# 定义 age 变量存放年龄，从 info 字符串变量中用切片的方式提取出来
#[5:7] 表示取第 6 和第 7 个字符
age=info[5:7]
# 定义 diag 变量存放诊断结果，从 info 字符串变量中用切片的方式提取出来
#[−3:] 表示取从倒数第 3 个位置取到末尾
diag=info[−3:]
```

print("性别", sex)

print("年龄", age)

print("诊断", diag)

print("本病例为 {} 岁的 {} 性 {} 患者". format(age, sex, diag))

（3）实验结果：患者男性，52 岁，诊断为糖尿病。

性别　男

年龄　52

诊断　糖尿病

本病例为 52 岁的男性糖尿病患者。

（4）实验分析：本实验要求对字符串数据类型进行掌握，注意切片方法中字符切取起始位置的设定，语句 sex=info[2] 中，是访问字符串 info 中的第三个字符"男"且只取一个字符，并把取得的结果赋值给变量 sex；语句 age=info[5:7] 中，注意位置 [5:7] 区间是左开右闭，实际取得是第 6 个和第 7 个字符，即 52；语句 diag=info[-3:] 中，用了反向索引，切取字符串中从右边开始的第 3 位字符到最后 1 位字符，此处 [-3:]，":"后省略数值，表示切取到最后 1 位。

> **思考**：如果要从字符串的开始位置切取"患者"子串，可以用哪些表达方式呢？

5. 实验 3-5：实验指导

（1）实验操作步骤

1）启动 PyCharm 进入 Python 运行环境，新建项目（"File"—>"New Project…"菜单），在弹出的界面中输入项目的工程名称。如前面已经创建了工程，这步可以省略。

2）在该工程下创建 Python 文件。在工程名上单击右键，弹出菜单"New"—>"Python File"，在弹出的界面中输入 Python 文件名"实验 3-5"，即新建 Python 文件"实验 3-5.py"。

3）在新建的 Python 文件中编写代码。按照题意，该实验为华氏温度与摄氏温度相互转换。当华氏温度转化为摄氏温度时，其步骤为：首先输入摄氏温度值，然后根据公式计算出对应的华氏温度值，最后再输出显示结果。反之也是类似的步骤。

4）运行代码。在菜单中选择"Run"—>"Run…"，在弹出的窗口中选择要运行的 Python 文件"实验 3-5"，代码运行后，在控制台查看运行结果。

（2）参考代码

定义 degree 变量存放输入的温度

degree=input("请输入摄氏温度值：")

input 函数返回值的数据类型是字符串，通过 float 函数转化为浮点数值型

degree=float(degree)

通过公式中的数学运算，计算华氏温度。注意运算顺序

fahrenheit=1.8 * degree + 32

print("转换后的华氏温度是 %0.2fF" %fahrenheit)

fahrenheit=input("请输入华氏温度值：")

input 函数返回值的数据类型是字符串，通过 float 函数转化为浮点数值型

fahrenheit=float(fahrenheit)

\# 通过公式中的数学运算，计算摄氏温度。注意运算顺序

degree=(fahrenheit−32)/1.8

print("转换后的摄氏温度是 %0.2fC" %degree)

（3）实验结果

请输入摄氏温度值：45

转换后的华氏温度是 113.00℉

请输入华氏温度值：80

转换后的摄氏温度是 26.67℃

（4）实验分析：此实验注意对各种数据进行运算时，数据类型一般有要求，通常做一些类型的转换，运算时要注意运算的先后顺序。

计算式 fahrenheit=1.8*degree+32 中，主要把温度转化的数学公式写成 Python 中的表达方式；print("转换后的华氏温度是 %0.2fF"%fahrenheit) 语句中，用到字符串格式化，其中 %0.2fF"%fahrenheit 表示 fahrenheit 变量输出时保留两位小数。

> **思考**：输出变量时，要求保留 3 位小数又怎么写呢？

6. 实验 3-6：实验指导

（1）实验操作步骤

1）启动 PyCharm 进入 Python 运行环境，新建项目（"File"—>"New Project…"菜单），在弹出的界面中输入项目的工程名称。如前面已经创建了工程，这步可以省略。

2）在该工程下创建 Python 文件。在工程名上单击右键—>"New"—>"Python File"，在弹出的界面中输入 Python 文件名"实验 3-6"，即新建 Python 文件"实验 3-6.py"。

3）在新建的 Python 文件中编写代码。按照题意，首先输入生理盐水总量、最少时间，再根据公式计算每分钟滴数，最后输出显示结果。

4）运行代码。在菜单中选择"Run"—>"Run…"，在弹出的窗口中选择要运行的 Python 文件"实验 3-6"，代码运行后，在控制台查看运行结果。

（2）参考代码

\# 定义 saline 变量存放生理盐水总量，通过 int() 函数把字符串转化为整型数据

saline=int(input("请输入生理盐水总量"))

\# 定义 myTime 变量存放滴注时间（分钟），通过 int() 函数把字符串转化为整型数据

myTime=int(input("请输入滴注时间 (分钟)"))

\# 定义 drops 变量存放每分钟滴数，通过 int() 函数把小数转化为整型数据

drops=int((saline*15)/myTime)

print("每分钟滴注为 {} 滴".format(drops))

（3）实验结果

请输入生理盐水总量 500

请输入滴注时间（分钟）30

每分钟最多为 250 滴

（4）实验分析：此实验中，在算术运算之前，需要对变量的数据类型进行转化；语句 print("每分钟滴注为 {} 滴".format(drops)) 中，此处用 format() 函数实现格式化输出。

7. 实验 3-7：实验指导

（1）实验操作步骤

1）启动 PyCharm 进入 Python 运行环境，新建项目（"File"—>"New Project…"菜单），在弹出的界面中输入项目的工程名称。如前面已经创建了工程，这步可以省略。

2）在该工程下创建 Python 文件。在工程名上单击右键—>"New"—>"Python File"，在弹出的界面中输入 Python 文件名"实验 3-7"，即新建 Python 文件"实验 3-7.py"。

3）在新建的 Python 文件中编写代码。按照题意，首先用切片方法提取关键信息数据，然后再对提取的信息进行转换，从而实现自动判断性别和计算年龄。

4）运行代码。在菜单中选择"Run"—>"Run…"，在弹出的窗口中选择要运行的 Python 文件"实验 3-7"，代码运行后，在控制台查看运行结果。

（2）参考代码

```python
# 导入时间 time 相关函数库
import time
# 定义 name 变量存放输入的姓名
name=input("请输入姓名")
# 定义 ID 变量存放输入的身份号码
ID=input("请输入身份号码")
#ID[-2] 表示身份号码的倒数第二位，int(ID[-2]) 表示转换为整数
#int(ID[-2])%2 表示 int(ID[-2]) 除以 2 取余数，即判断奇偶性
if int(ID[-2])%2==0:
    gender="女"
else:
    gender="男"
# 定义 bir 变量存放生日年，生日从身份号码里提取 ID[6:10]
bir=ID[6:10]
# 定义 year 变量存放系统当前年，通过 time.strftime('%Y') 获得
year=time.strftime('%Y')
# 定义 age 变量存放年龄，当前年减去生日年，获取到年龄
age=int(year)-int(bir)
info="患者 {}，{}，年龄 {} 岁"
print(info.format(name, gender, age))
```

（3）实验结果

请输入姓名张三

请输入身份号码 510001200412319395

患者张三，男，年龄 18 岁

（4）实验分析：身份号码的倒数第 2 位表示性别，当它的值为偶数时，表示为女性；为奇数时，表示为男性，所以此处用了双分支选择结构 if…else…；year=time.strftime('%Y') 语句中，time 库是 Python 标准库，strftime() 是 time 库中的函数，可以在其他书籍或网上查询它的意义及用法。

8. 实验 3-8：实验指导

（1）实验操作步骤

1）启动 PyCharm 进入 Python 运行环境，新建项目（"File"—>"New Project…"菜单），在弹出的界面中输入项目的工程名称。如前面已经创建了工程，这步可以省略。

2）在该工程下创建 Python 文件。在工程名上单击右键—>"New"—>"Python File"，在弹出的界面中输入 Python 文件名"实验 3-8"，即新建 Python 文件"实验 3-8.py"。

3）在新建的 Python 文件中编写代码。按照题意，用切片方法提取对应月份的 3 位表示字符，再输出显示。

4）运行代码。在菜单中选择"Run"—>"Run…"，在弹出的窗口中选择要运行的 Python 文件"实验 3-8"，代码运行后，在控制台查看运行结果。

（2）参考代码

```
months="JanFebMarAprMayJunJulAugSepOctNovDec"
n=int(input('请输入本月的月份数字'))
monthAbbrev=months[(n-1)*3:(n-1)*3+3]
print(monthAbbrev)
```

（3）实验结果

请输入本月的月份数字 11

Nov

（4）实验分析：months="JanFebMarAprMayJunJulAugSepOctNovDec"，月份英语都用缩写表示，限定了每个月用 3 个字符表示，这样方便使用一个语句就可完成所有月份的切片操作。

9. 实验 3-9：实验指导

（1）实验操作步骤

1）启动 PyCharm 进入 Python 运行环境，新建项目（"File"—>"New Project…"菜单），在弹出的界面中输入项目的工程名称。如前面已经创建了工程，这步可以省略。

2）在该工程下创建 Python 文件。在工程名上单击右键—>"New"—>"Python File"，在弹出的界面中输入 Python 文件名"实验 3-9"，即新建 Python 文件"实验 3-9.py"。

3）在新建的 Python 文件中编写代码。按照题意，结合 find() 函数和切片方法提取病历中的不同信息，最后输出显示。

4）运行代码。在菜单中选择"Run"—>"Run…"，在弹出的窗口中选择要运行的 Python 文件"实验 3-9"，代码运行后，在控制台查看运行结果。

（2）参考代码

```
# 定义 info 变量存放标准格式的电子病历，此处可以调用 input 函数输入
# 也可以直接赋值为如下信息
info="患者李五一，性别女，43 岁，于 2020 年 3 月 2 日门诊就诊，诊断为慢性胃炎"
name_loc=info.find(",")
# 查找性别在字符串中的位置信息
sex_loc=info.find("性别")+2
# 查找年龄在字符串中的开始位置信息
```

```
age_start_loc=info.find("性别")+4
# 查找年龄在字符串中的结束位置信息
age_end_loc=info.find("岁")+1
# 查找诊断结果位置信息
diagnose_loc=info.find("诊断为")+3
# 定义 name 变量存放姓名，提取姓名信息
name=info[2:name_loc]
# 定义 sex 变量存放性别，提取性别信息
sex=info[sex_loc]
# 定义 age 变量存放年龄，提取性别年龄
age=info[age_start_loc:age_end_loc]
# 定义 diagnose 变量存放诊断结果，提取性别诊断结果
diagnose=info[diagnose_loc:]
print("电子病历信息：")
print(info)
print("信息提取")
print(name, sex, age, diagnose)
```

（3）实验结果

电子病历信息：

患者李五一，性别女，43 岁，于 2020 年 3 月 2 日门诊就诊，诊断为慢性胃炎

信息提取：

李五一　女　43 岁　慢性胃炎

（4）实验分析：info.find("性别")语句中，find() 是字符串查找函数，查找关键信息在病历中的位置，再结合切片方法，实现比较复杂的病历信息提取，本实验较为复杂。

实验四　　Python 语言程序流程控制的医学应用

【实验目的】

1. 熟悉并掌握分支选择结构的程序流程语句。

2. 熟悉并掌握循环结构控制程序流程及语句。

3. 理解程序流程在解决问题中的作用。

【实验内容】

1. 实验 4-1：编写程序对挂号数据进行输入检验

输入患者信息，包含姓名、性别、年龄、挂号科室，然后对数据进行检测。例如，年龄、性别、科室信息。约定：年龄在 1～100 的整数，性别是"男"或者"女"，科室应该来自可以挂号的科室数据。如果相关数据不在规定的范围，那么就拒绝输入。

2. 实验 4-2：编写程序实现血压正常与否判断

高血压是一种常见病，中国的高血压计算标准如表 4-1 所示。血压是否正常与年龄、性别、舒张压以及收缩压的值有关。患者是否有高血压？编写程序实现对输入数据的高血压判定。

表 4-1　血压标准（部分）

年龄（岁）	收缩压（男，mmHg）	舒张压（男，mmHg）	收缩压（女，mmHg）	舒张压（女，mmHg）	结果
16～20	115	73	110	70	＞，高压
21～25	115	73	110	71	＞，高压

注：收缩压或者舒张压高于对应值判定为高血压（该案例简化高血压的判定方法）

3. 实验 4-3：编写程序实现挂号模拟

要求通过 input 函数输入挂号者的姓名、性别、可挂号的科室，当用户输入字母 e 或 E 或 q 或 Q 时结束挂号，输出已经挂号成功的患者信息。

4. 实验 4-4：编程实现对下列患者信息按性别统计人数

现有一患者列表 [["张三", 23, "男", "眼科"], ["李四", 43, "男", "眼科"], ["王五", 13, "女", "骨科"], ["Tom", 27, "男", "骨科"], ["Jack", 73, "男", "老年科"], ["Jane", 33, "女", "眼科"]]，请按性别分别统计并输出挂号名单中的人数。

5. 实验 4-5：编程实现对下列患者信息的患者人数统计

现有一就诊信息列表 persons=[["张三", "510031200101012345", "07/05/2021"],
["李四", "510031200202013345", "07/05/2021"],
["王五", "300031201202013345", "08/25/2021"],
["张三", "510031200101012345", "07/12/2021"],
["张三", "510031200101012345", "11/03/2021"],
["Jane", "312031198202013032", "03/11/2021"]]

请统计出就诊列表中患者的人数，注意同一患者不同时间可能多次就诊，识别同一患者是查看其身份号码是否一样。

【实验指导】

1. 实验 4-1：实验指导

设计程序实现用户输入信息的检测。

（1）实验操作步骤

1）启动 PyCharm 进入 Python 运行环境，在第 2 章工程文件项目中，新建 Python 文件"实验 4-1.py"，在新建的 Python 文件中编写代码。

2）按照题意，输入患者的姓名（name）、年龄（age）、性别（gender）和挂号科室（dep），输入可以挂号的科室名单，查验是否在列表 dep 中。

3）建立双分支语句结构，确认条件和两个分支的语句，流程图如图 4-1 所示。注意条件有不同写法对应分支语句块内容也会变化。

4）测试，保存文件为"实验 4-1.py"。

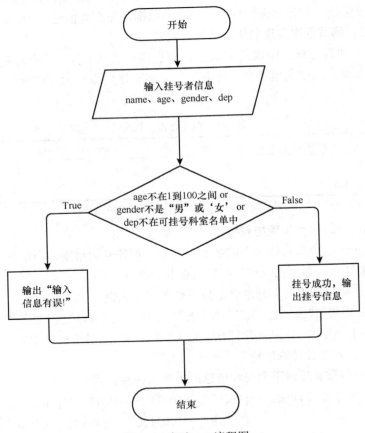

图 4-1　实验 4-1 流程图

（2）参考代码

\# 挂号数据的输入检验

\# 使用输入语分别输入姓名 name、年龄 age、性别 gender、挂号科室信息 dep

```
name=input("请输入姓名 ?")
age=int(input("请输入年龄 ?"))
gender=input("请输入性别 ?")
dep=input("请输入挂号科室的名称 ?")
# 挂号的科室名单
list=["眼科","老年科","消化内科","骨科"]
# 判断年龄是否符合要求
if ((age>=100 or age<=1) or (dep not in list) or gender not in ["男","女"] ):
    print("输入信息有误 !")
else:
    print("姓名 {}, 年龄 {}, 性别 {}, 挂号 {} 科室成功 !".format(name, age, gender, dep))
```

（3）实验结果

请输入姓名？王乐

请输入年龄？ 21

请输入性别？男

请输入挂号科室的名称？眼科

姓名王乐，年龄 21，性别男，挂号眼科科室成功！

请输入姓名？张元

请输入年龄？ 21

请输入性别？女

请输入挂号科室的名称？妇产科

输入信息有误！

（4）实验分析：分支语句中可以使用逻辑运算符（与或非）表达复杂条件，注意条件有不同写法对应分支语句块内容也会变化。

思考： 如果将年龄写为 20.5，程序是否满足设计需求？为什么 age 的输入需要使用 int()？

---

2. 实验 4-2：实验指导

（1）实验操作步骤

1）启动 PyCharm 进入 Python 运行环境，在当前工程文件夹下，新建 Python 文件"实验 4-2.py"，在新建的 Python 文件中编写代码。

2）按照题意，输入患者的年龄（age）、性别（gender）、舒张压（dp）和收缩压（sp）。

3）建立双分支语句结构，结果与性别、年龄、舒张压和收缩压都有关系，见流程图 4-2，建立嵌套的分支结构语句，确认条件和两个分支的语句。注意条件有不同写法对应分支语句块内容也会变化。

4）测试，保存文件。

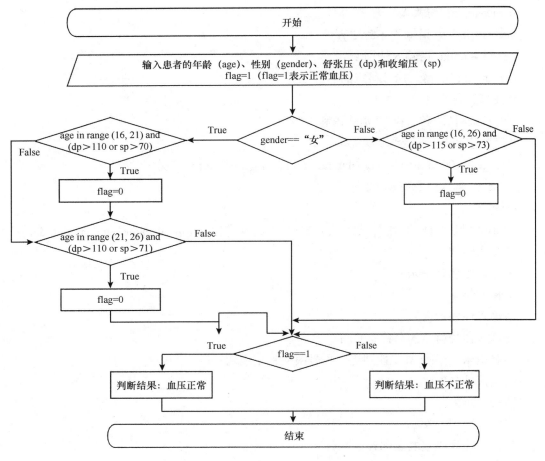

图 4-2 实验 4-2 流程图

（2）参考代码

```
# 输入判断者信息，年龄 age 和性别 gender
age=int(input("请输入年龄?"))
gender=input("请输入性别?")
# 舒张压 (diastolic pressure) 这里用 dp 表示
dp=int(input("请输入舒张压?"))
# 收缩压 (systolic pressure) 这里用 sp 表示
sp=int(input("请输入收缩压?"))
# 使用分支语句判断
flag=1
if (gender=="女"):
    if((age in range(16, 21) and (dp>110 or sp>70))):
        flag=0
    if ((age in range(21, 26) and (dp>110 or sp>71))):
        flag=0
```

```
elif(gender=="男"):
    if ((age in range(16, 26) and (dp>115 or sp>73))):
        flag=0


# 输出结果有两种情况：血压正常，血压不正常
if flag==1:
    print("判断结果：血压正常。")
elif flag==0:
    print("判断结果：血压不正常。")
```

（3）实验结果

请输入年龄？ 23

请输入性别？ 女

请输入舒张压？ 72

请输入收缩压？ 100

判断结果：血压不正常

请输入年龄？ 23

请输入性别？ 男

请输入舒张压？ 100

请输入收缩压？ 73

判断结果：血压正常

（4）实验分析：分支语句嵌套注意层次问题，不能出现嵌套的交叉；注意条件有不同写法对应分支语句块内容也会变化。

3. 实验 4-3：实验指导

编写程序实现挂号模拟。

要求通过 input() 函数输入挂号者的姓名、性别、可挂号的科室，当用户输入字母 e 或 E 或 q 或 Q 时结束挂号，输出已经挂号成功的患者信息。

（1）实验操作步骤

1）启动 PyCharm 进入 Python 运行环境，在当前工程文件夹下，新建 Python 文件"实验 4-3.py"，在新建的 Python 文件中编写代码。

2）按照题意，创建条件循环，为了保证可以多次挂号，循环条件设为 True；当用户键入字母 e 或 E 或 q 或 Q 时退出循环，使用 break 语句。

3）输入患者的年龄（age）、性别（gender）和挂号科室（dep），建立判断语句检查输入信息。如果有误使用 continue 回到循环开始处，重新输入数据；否则将合法数据加入到患者列表中 person。

4）循环外输出现有挂号者信息，print(persons)。

5）测试，保存文件。

（2）参考代码

挂号信息的连续输入与名单信息输出

```
persons=[]
while(True):# 此处是"死循环"或无限循环,要跳出循环需循环体里有 break 语句
    person=[]
    name=input("请输入姓名 ?")
    # 如果要结束信息录入,可以敲 'e'或者 'E','q'或者 'Q'
    if name in ['E', 'e', 'Q', 'q']:
        break
    age=int(input("请输入年龄 ?"))
    gender=input("请输入性别 ?")
    dep=input("请输入挂号科室的名称 ?")
    # 可以挂号的科室名单
    dep_list=["眼科","老年科","消化内科","骨科"]
    # 判断挂号信息是否有误
    if ((age >=100 or age <=1) or (dep not in dep_list) or (gender not in ["男","女"])):
        print("输入信息有误 !")
        continue
    else:
        person.append(name)
        person.append(age)
        person.append(gender)
        person.append(dep)
        persons.append(person)
print(persons)          # 输出挂号成功者的名单信息
```

（3）实验结果

请输入姓名？张三
请输入年龄？ 32
请输入性别？男
请输入挂号科室的名称？骨科
请输入姓名？李四
请输入年龄？ 31
请输入性别？女
请输入挂号科室的名称？内科
输入信息有误！
请输入姓名？王五
请输入年龄？ 79
请输入性别？男
请输入挂号科室的名称？老年科
请输入姓名？ e
[['张三', 32, '男', '骨科'], ['王五', 79, '男', '老年科']]

（4）实验分析：分支语句与循环语句的配合使用，注意嵌套关系，避免死循环。

4. 实验 4-4：实验指导

按性别分别统计并输出挂号名单中的人数。该实验为循环与双分支语句的组合运用。

（1）实验操作步骤

1）启动 PyCharm 进入 Python 运行环境，在当前工程文件夹下，新建 Python 文件"实验 4-4.py"，在新建的 Python 文件中编写代码。

2）创建挂号者名单 persons。

3）建立循环体，遍历 persons 中的患者信息。

4）双分支语句分别统计男性和女性数据。

5）输出数据。

6）测试，保存文件。

（2）参考代码

```
# 下面有一组挂号信息，按性别计算出挂号人数
# 设置初始变量，分别表示男性和女性患者的人数，初始为 0
sum_F=sum_M=0
persons=[["张三", 23, "男", "眼科"],["李四", 43, "男", "眼科"],
        ["王五", 13, "女", "骨科"],["Tom", 27, "男", "骨科"],
        ["Jack", 73, "男", "老年科"],["Jane", 33, "女", "眼科"]]
for i in persons:
    if i[2]=="女":
        sum_F=sum_F+1
    if i[2]=="男":
        sum_M=sum_M+1
print("女患者人数是：{}，男患者人数是：{}".format(sum_F, sum_M))
```

（3）实验结果

女患者人数是：2，男患者人数是：4

（4）实验分析：persons 是患者列表，每个患者有个人信息，注意二维列表在此处的使用，以及 persons 元素的引用表达方式。persons[1] 表示 ["李四", 43, "男", "眼科"]，persons[1][3] 表示 "眼科"。

5. 实验 4-5：实验指导

（1）实验操作步骤

1）启动 PyCharm 进入 Python 运行环境，在当前工程文件夹下，新建 Python 文件"实验 4-5.py"，在新建的 Python 文件中编写代码。

2）定义一个集合，把列表中的患者身份号码添加到集合中，集合中不会出现重复的数据。集合这种数据结构具有元素唯一性的特征，可以利用集合来完成这项计算任务。将身份号码这一数据放入集合中，就能实现挂号者人数的统计。

3）调用 len() 函数求出集合的个数，即为患者的个数。

（2）参考代码

```
# 定义一个集合 name_set
```

```
name_set=set()
# 患者信息列表
persons=[["张三", "510031200101012345", "07/05/2021"],
        ["李四", "510031200202013345", "07/05/2021"],
        ["王五", "300031201202013345", "08/25/2021"],
        ["张三", "510031200101012345", "07/12/2021"],
        ["张三", "510031200101012345", "11/03/2021"],
        ["Jane", "312031198202013032", "03/11/2021"]]
# 采用循环语句, 把患者信息列表中的身份号码添加到集合中去
for i in persons:
    name_set.add(i[1])
print("该名单中有 {} 人".format(len(name_set)))
print("身份号码：", name_set)
```

（3）实验结果

该名单中有 4 人

身份号码：{'510031200202013345', '312031198202013032', '300031201202013345', '510031200101012345'}

（4）实验分析：实验中用了 for 循环语句，重复把列表中的身份号码添加到集合中。len(name_set) 函数能获得集合元素个数，即列表中患者数。理解集合数据在程序中的合理使用会带来极大方便，本例运用了集合数据元素唯一性做数据筛查。

实验五　Python 语言自定义函数的医学应用

【实验目的】

1. 熟悉 Python 的常用函数语法，灵活选用函数提高程序效率。

2. 理解函数式编程的原理。

3. 能够运用函数式编程的思想进行函数设计与调用。

【实验内容】

1. 实验 5-1：自定义函数计算身体质量指数，输入体重和身高数据，判断某人是否属于肥胖体型

身体质量指数（BMI）是国际最常用来量度体重与身高比例的工具。它利用身高和体重之间的比例去衡量一个人是否过瘦或过肥。判断某人是否属于肥胖，按照"身体质量指数"对肥胖程度进行划分：

$$BMI = \frac{W}{h^2} \qquad (5-1)$$

公式中：

BMI——身体质量指数；

W——体重，kg；

h——身高，m。

判断标准：

当 BMI < 18 时，为低体重；

当 BMI 介于 18 和 25 之间时，为正常体重；

当 BMI 介于 25 和 27 之间时，为超重体重；

当 BMI > 27 时，为肥胖。

2. 实验 5-2：编写程序，依据下列三种方法分别实现输入相关数据后血压正常与否判断

糖尿病判断可以有以下三种方法：

（1）方法一：血糖测定方法判断

1）正常人空腹血糖（FBG）参考值：①葡萄糖氧化酶法：3.9～6.1mmol/L；②邻甲苯胺法：3.9～6.4mmol/L。

2）糖尿病患者的空腹血糖参考值：①轻度糖尿病：7.0～8.4mmol/L；②中度糖尿病：8.4～11.1mmol/L；③重度糖尿病：大于 11.1mmol/L。

（2）方法二：口服葡萄糖耐量试验（OGTT）方法判断

口服葡萄糖耐量试验规则：以下各个时段的尿糖试验，正常人均为阴性。

1）30 分钟至 1 小时，正常值为 7.8～9.0mmol/L。

2）2 小时后不大于 7.8mmol/L。

3）3 小时后应当恢复到空腹血糖水平，即 3.9～6.1mmol/L 或者 3.9～6.4mmol/L。

（3）方法三：糖化血红蛋白测定方法判断

1）正常人糖化血红蛋白测定的参考值是 4%～6%。

2）当参考值大于 9% 时，预测为糖尿病的准确率为 78%。

3）当参考值大于 10% 时，预测为糖尿病的准确率为 89%，并且能够提示此时有较严重并发症，应当积极地保健和治疗。

临床背景下可以选择以上任意一种方法进行检验，这里采用自定义函数的方式，将每一种方法用一个自定义函数表示，实际使用过程中由用户输选择函数进行判断，不同的函数就代表着不同的方法。增强了应用的灵活性，满足了临床应用的多样性。

【实验指导】

1. 实验 5-1：实验指导

（1）实验操作步骤

1）启动 PyCharm 进入 Python 运行环境，在当前工程文件夹下，新建 Python 文件"实验 5-1.py"，在新建的 Python 文件中编写代码。

2）根据题目规则，依据式（5-1）自定义函数 bmi()，并调用该函数。

（2）参考代码

```
# 计算体指数的自定义函数设计
# 定义函数 bmi()
def bmi(height, weight):
    # 计算体指数
    t=weight/(height ** 2)
    # 判断体型
    if t<18:
        result="低体重"
    elif t<=25:
        result="正常体重"
    elif t<=27:
        result="体重超重"
    elif t>27:
        result="肥胖"
    return result
# 输入数据
h=eval(input("请输入身高，单位 m："))
W=eval(input("请输入体重，单位 kg："))
# 调用函数
print(bmi(h, w))
```

（3）实验结果

请输入身高，单位 m：1.87

请输入体重，单位 kg：89.8

体重超重

（4）实验分析：本实验要求掌握自定义函数的定义和调用过程。

2. 实验 5-2：实验指导

（1）实验操作步骤：启动 PyCharm 进入 Python 运行环境，在当前工程文件夹下，新建 Python 文件"实验 5-2.py"，在新建的 Python 文件中编写代码。

（2）方法一：设定函数名为 fbg，本方法需要两个参数（arg1 和 arg2），arg1 表示检测数据值；arg2 表示选择的检测方法，当值为 True 时，表示选择葡萄糖氧化酶法；当值为 False 时，表示选择邻甲苯胺法。因此函数为 fbg(arg1, arg2)。

1）参考代码

```python
# 方法一：通过血糖测定来判断，函数名为 fbg
def fbg(v, f):
    result="无法判断，检查数据！"
    if f==False:
        if (v>=3.9 and v<=6.4):
            result="正常"
        else:
            if (v>=7.0 and v<=8.4):
                result="轻度糖尿病"
            if (v>8.4 and v<=11.1):
                result="中度糖尿病"
            if (v>11.1):
                result="重度糖尿病"
    elif f==True:
        if (v>=3.9 and v<=6.1):
            result="正常"
        else:
            if (v>=7.0 and v<=8.4):
                result="轻度糖尿病"
            if (v>8.4 and v<=11.1):
                result="中度糖尿病"
            if (v>11.1):
                result="重度糖尿病"
    return result
# 调用方法一对应的函数 fbg()
print(fbg(1.1, True))
print(fbg(7.1, True))
print(fbg(8.1, False))
print(fbg(12.1, False))
```

2）实验结果

无法判断，检查数据！

轻度糖尿病

轻度糖尿病

重度糖尿病

（3）方法二：设定函数名为 ogtt()，本方法需要三个参数（arg1、arg2、arg3），arg1 表示 30 分钟至 1 小时的检测数据值；arg2 表示 2 小时后的检测数据值；arg3 表示 3 小时后的检测数据值。因此函数为 ogtt(arg1, arg2, arg3)。

1）参考代码

```
# 方法二：口服葡萄糖耐量试验（OGTT）判断，ogtt(v1, v2, v3)
def ogtt(v1, v2, v3):
    result="血糖不正常，请咨询临床医生"
    if(v1>7.8 and v1<=9.0):
        if(v2<=7.8):
            if(v3>=3.9 and v3<=6.1):
                result="血糖正常"
    return result
# 调用方法二对应的函数 ogtt()
print(ogtt(7.9, 8.1, 4.5))
print(ogtt(8.9, 7.8, 5.1))
print(ogtt(6.9, 7.1, 5.0))
```

2）实验结果

```
# 运行显示：
```

血糖不正常，请咨询临床医生

血糖正常

血糖不正常，请咨询临床医生

（4）方法三：设定函数名为 gh()，本方法需要一个参数（arg），arg 表示糖化血红蛋白的检测数据值。因此函数为 gh(arg)。

1）参考代码

```
def gh(v):
    result="请咨询临床医生"
    if (v>=0.04 and v<=0.06):
        result="正常"
    elif (v>=0.1):
        result="糖尿病的概率为89%"
    elif (v>=0.09):
        result="糖尿病的概率为78%"
    return result
# 调用方法三对应的函数 gh()
```

```
print(gh(0.031))
print(gh(0.057))
print(gh(0.091))
print(gh(0.11))
```
2）实验结果

\# 运行显示：

请咨询临床医生

正常

糖尿病的概率为 78%

糖尿病的概率为 89%

（5）实验分析：本实验帮助理解自定义函数的使用，掌握其基本的语法结构和调用方式，同时体会自定义函数提高程序效率的作用，采用模块化的程序设计思想可以提高代码的重用率，也能把复杂问题分解为小的模块，对小模块逐一解决。

第3章　医学数据的获取与分析

在医疗领域中产生和积累了海量医学数据，这些医学数据包括电子病历数据、医学影像数据、组学数据等。然而存储的医疗数据并不等于有用的信息和知识，因此，高效利用计算工具分析和解释医学数据，并将之转化成有效知识，就显得尤为重要和必要，这些知识可以帮助研究者和临床医生诊断疾病，并且对于辅助临床决策和医药研发也具有很重要的指导意义和极大的社会价值。本章主要通过实验的方式熟悉 numpy、pandas 库的基本函数及其医学应用，掌握常见医学数据文件的读取、医学数据的清洗及规范化操作，以便于对医学数据的进一步分析处理。

实验六　numpy 库与 pandas 库的医学应用

【实验目的】

1. 熟练掌握 numpy 库与 pandas 库的相关使用。

2. 掌握利用 numpy 库和 pandas 库对医学数据的基本操作。

3. 掌握利用 numpy 库和 pandas 库对数据文件的读取操作。

【实验内容】

实验内容主要涉及使用 numpy 库和 pandas 库，并对相关格式的医学数据进行读取、存储和相关处理分析。

1. 实验 6-1：新生的身高状况

某医科大学新生开学后，某班主任为了了解新生的身高状况，随机抽取一些学生测量其身高，身高（cm）数据如下：

188、176、165、172、175、153、161、183、175、160

请用 numpy 库找出第 2 和 3 位同学身高，找出身高大于 170cm 的数据，利用相关函数计算其最大值、最小值、平均值、标准差、极差。

2. 实验 6-2：计算身体质量指数 BMI

身体质量指数用 BMI 来表示，其计算公式为：BMI=体重（kg）/身高（m）^{2}，文件 data2.csv 中存放着一组同学的身高和体重数据，要求利用 numpy 库计算这一组同学的 BMI 值，并将结果保留两位小数。

3. 实验 6-3：计算身体质量指数 BMI

员工入职时最基本体检项目包括身高和体重，表 6-1 中存放了某公司入职体检的一部分数据，包括姓名、身高、体重三列数据，请用 pandas 库做以下操作：

要追加一行数据：孙八，1.76，67，利用 BMI 公式计算出结果，并将结果放在最后一列。

表 6-1　基本体检数据

姓名	身高（m）	体重（kg）
张三	1.75	80
李四	1.70	79
王五	1.81	81
赵六	1.69	68
钱七	1.77	70

4. 实验 6-4：基于 numpy 库的文件读写

data3.csv 中存放着一组门诊测量的体温数据，请用 numpy 的 loadtxt() 函数读取第 2 列，并将这两行数据保存在 data4.txt 文件中。

5. 实验 6-5：基于 pandas 库的文件读写

data5.xlsx 中存放着一些患者的血压数据，请用 pandas 读出第 1 列和第 2 列，并将这两列数据保存在 data6.xlsx 文件中，其中工作表的名字保存为 data，并将数据从第二列开始保存。

6. 实验 6-6：体检数据的显示和修改

某医院内分泌科存放着表 6-2 所示血糖等相关数据，其中姓名的数据类型为字符型，其他的为数值型。现需要做如下操作：

（1）在第一列增加"性别"列数据，数据类型为字符型，"性别"列数据内容为"男"，"男"，"女"，"男"。

（2）在第五行增加一行数据，数据内容为："钱七"，"女"，49，8.9，82.3，175。

（3）将姓名列设置为索引。

（4）将李四的年龄修改为 65。

（5）显示表格的计数、均值、上下分位数、最大最小值等信息。

表 6-2　血糖数据

姓名	年龄（岁）	血糖（mmol/L）	体重（kg）	身高（cm）
张三	67	8.1	84.3	174
李四	55	11.2	89.2	170
王五	34	7.4	77.5	172
赵六	48	9.7	79.1	165

【实验指导】

1. 实验 6-1：实验指导

（1）实验操作步骤

1）首先在磁盘的"D: 盘"上创建"个人代码"文件夹，以"姓名"或者"学号"命名（如果已经创建则忽略），然后在"个人代码"文件夹下面创建一个名字为"chapter3"的子文件夹。启动 PyCharm，进入 Python 运行环境。本教材约定所有的工程文件均存储在个人代码文件夹中，每一章创建一个工程，系统会为每个工程创建一个子文件夹，该工程下的每个实验的程序文件及需要的数据文件或者图像文件均存储在工程文件夹下面。

使用 PyCharm 新建一个"project"，取名为"chapter3"。本章实验的所有脚本文件均存放在这个项目内。需要读取的数据文件与脚本文件均放到"chapter3"文件夹内。

2）新建 Python 文件。按快捷键"Alt+Insert"或在菜单中依次选择"File"—>"New"选项打开一个新窗口，如图 6-1 所示。然后选择"Python File"新建 Python 文件，命名为"实验 6-1.py"。

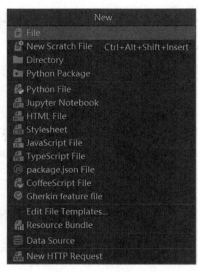

图 6-1　新建文件窗口

3）编写代码。在新建的 Python 文件中输入代码。

（2）参考代码

```python
import numpy as np # 导入库
data=np.array([188, 176, 165, 172, 175, 153, 161, 183, 175, 160])
print("第二位和第三位同学的身高为：", data[1:3])
print("身高大于 170cm 数据为：", data[data>170])
print("最大值为：", np.max(data))
print("最小值为：", np.min(data))
print("平均值为：", np.mean(data))
print("标准差为：", np.std(data))
print("极差为：", np.ptp(data))
```

【实验结果】

第二位和第三位同学的身高为：[176 165]
身高大于 170cm 数据为：[188 176 172 175 183 175]
最大值为：188
最小值为：153
平均值为：170.8
标准差为：10.351811435686027

极差为：35

（3）实验分析：实验的内容主要是对 numpy 数组进行相关操作和运算，包括如何创建数组、切片、查询满足某条件数据，调用求最大值、最小值、平均值、标准差、极差等统计描述相关函数，在代码编写时需要注意构造 numpy 数组的格式以及相关函数即可完成相关题目。

2. 实验 6-2：实验指导

（1）实验操作步骤

1）启动 PyCharm 进入 Python 运行环境，在当前工程文件夹下，新建 Python 文件"实验 6-2.py"，把 data2.csv 文件复制到当前工程文件夹下面。

2）利用 numpy 提取身高和体重数据，并利用公式计算身体质量指数。

3）在新建的 Python 文件中编写代码。

（2）参考代码

```
import numpy as np # 导入库
data=np.loadtxt("data2.csv", delimiter=",", skiprows=1) # 读取文件
w=data[:, 0]  # 取第一列
h=data[:, 1]  # 取第二列
BMI=np.divide(w, np.square(h/100)) # 计算 BMI
BMI=np.around(BMI, 2) # 将结果保留两位小数
print("BMI 为：", BMI) # 输出结果
```

（3）实验结果

BMI 为：[22.78 25.57 19.61 23.36 24.23 18.2 17.67 22.43 28.73 20.62]

（4）实验分析：本实验重复了实验一的一些操作，如 numpy 数组的切片操作。本实验对 numpy 数组进行了简单运算及运行结果的格式变换，如保留两位小数等。在编写代码时要多多体会 Python 脚本代码的写法。

3. 实验 6-3：实验指导

（1）实验操作步骤

1）启动 PyCharm 进入 Python 运行环境，在当前工程文件夹下，新建 Python 文件"实验 6-3.py"。

2）利用 pandas 产生二维数组数据，并对二维数组进行题目要求的操作。

3）在新建的 Python 文件中编写代码。

（2）参考代码

```
import pandas as pd
mydata=[
    ['张三', 1.75, 80],
    ['李四', 1.70, 79],
    ['王五', 1.81, 81],
    ['赵六', 1.69, 68],
    ['钱七', 1.77, 70]
]
```

```
mycolumns=['姓名', '身高', '体重']
# 构造 dataframe
df_data=pd.DataFrame(data=mydata, columns=mycolumns)
print(df_data) # 输出 dataframe
# 构造新增行数据
insert_data=[['孙八', 1.76, 67]]
insert_dataframe=pd.DataFrame(data=insert_data, columns=mycolumns)
# 追加行数据
df_data_insert=df_data.append(insert_dataframe, ignore_index=True)
print("追加行数据的结果：")
print(df_data_insert)
# 插入列 BMI 数据
BMI_data=df_data_insert.eval("BMI=体重/(身高 * 身高)")
print(BMI_data)
```

（3）实验结果

	姓名	身高	体重
0	张三	1.75	80
1	李四	1.70	79
2	王五	1.81	81
3	赵六	1.69	68
4	钱七	1.77	70

追加行数据的结果：

	姓名	身高	体重
0	张三	1.75	80
1	李四	1.70	79
2	王五	1.81	81
3	赵六	1.69	68
4	钱七	1.77	70
5	孙八	1.76	67

	姓名	身高	体重	BMI
0	张三	1.75	80	26.122449
1	李四	1.70	79	27.335640
2	王五	1.81	81	24.724520
3	赵六	1.69	68	23.808690
4	钱七	1.77	70	22.343516
5	孙八	1.76	67	21.629649

（4）实验分析：本实验主要是 dataframe 数据格式的基本操作，包括了插入行列操作、简单运算操作等。需要注意 ignore_index 参数的使用方法。同时也需要体会 eval() 函数用法。

4. 实验 6-4：实验指导

（1）实验操作步骤

1）启动 PyCharm 进入 Python 运行环境，在当前工程文件夹下，新建 Python 文件"实验 6-4.py"，复制文本文件 data3.csv 到当前工程文件夹下面。

2）利用 numpy 把文件的数据读取出来并放入数组中，显示出来和保存到另外一个文件中。

3）在新建的 Python 文件中编写代码。

（2）参考代码

```
# 导入 numpy 库
import  numpy as np
# 读出数据
data_csv=np.loadtxt("data3.csv", delimiter=", ", skiprows=1, usecols=[1])
# 打印数据
print(data_csv)
# 保存数据
np.savetxt("data4.txt", data_csv, fmt='%.2f')
```

（3）实验结果

[36.2 36.4 37.1 36.5]

（4）实验分析：本实验主要是运用 numpy 库函数 loadtxt() 读取 .csv 文件，运用 numpy 库函数 savetxt() 保存数据。通过本实验能熟练地掌握这两个函数的相关参数用法。

5. 实验 6-5：实验指导

（1）实验操作步骤

1）启动 PyCharm 进入 Python 运行环境，在当前工程文件夹下，新建 Python 文件"实验 6-5.py"，复制文本文件 data5.xls 到当前工程文件夹下面。

2）利用 pandas 把文件中的二维数据读取出来，显示出来和保存到另外一个文件 data6.xls 中。

3）在新建的 Python 文件中编写代码。

（2）参考代码

```
# 导入 pandas 库
import  pandas as pd
# 读出数据
data_xls=pd.read_excel("data5.xls", sheet_name="data", usecols=[0, 1])
print(data_xls)
# 保存数据
data_xls.to_excel("data6.xls", sheet_name="data", startcol=2)
```

（3）实验结果

```
    姓名    舒张压
0   张三     65
1   李四     70
```

2	王五	74
3	赵六	69
4	钱七	77

（4）实验分析：本实验是 pandas 操作读取 Excel 文件和保存为 Excel 文件的基本操作。通过本实验能熟练掌握利用 pandas 库函数 read_excel() 对 Excel 文件进行读取，熟练掌握利用 pandas 库函数 to_excel() 将数据保存在 Excel 中。这两个函数的参数较多，需要多多体会并掌握。

6. 实验 6-6：实验指导

（1）实验操作步骤

1）启动 PyCharm 进入 Python 运行环境，在当前工程文件夹下，新建 Python 文件"实验 6-6.py"。

2）利用 pandas 创建 DataFrame 二维数据，针对该二维数据进行插入列、插入行、索引、修改等操作。

3）在新建的 Python 文件中编写代码。

（2）参考代码

```
# 导库
import pandas as pd
# 准备数据
datas=[["张三", 67, 8.1, 84.3, 174], ["李四", 55, 11.2, 89.2, 170],
       ["王五", 34, 7.4, 77.5, 172], ["赵六", 48, 9.7, 79.1, 165]]
DFcolumns=["姓名", "年龄", "血糖值", "体重", "身高"]
# 构造 DataFrame
DF1A=pd.DataFrame(datas, columns=DFcolumns)
# 插入"性别"列
newColumns=["男", "男", "女", "男"]
DF1A.insert(1, "性别", newColumns)
# 在第五行插入数据
DF1A.loc[4]=["钱七", "女", 49, 8.9, 82.3, 175]
# 设置索引
DF1A=DF1A.set_index("姓名")
# 修改年龄值
DF1A.at["李四", "年龄"]=65
print(DF1A)
# 显示这个表格的计数，均值，上下分位数，最大最小值等信息
print(DF1A.describe())
print(DF1A)
```

（3）实验结果

姓名	性别	年龄	血糖值	体重	身高
张三	男	67	8.1	84.3	174

姓名	性别	年龄	血糖值	体重	身高
李四	男	65	11.2	89.2	170
王五	女	34	7.4	77.5	172
赵六	男	48	9.7	79.1	165
钱七	女	49	8.9	82.3	175

	年龄	血糖值	体重	身高
count	5.000000	5.00000	5.000000	5.000000
mean	52.600000	9.06000	82.480000	171.200000
std	13.612494	1.47411	4.602391	3.962323
min	34.000000	7.40000	77.500000	165.000000
25%	48.000000	8.10000	79.100000	170.000000
50%	49.000000	8.90000	82.300000	172.000000
75%	65.000000	9.70000	84.300000	174.000000
max	67.000000	11.20000	89.200000	175.000000

姓名	性别	年龄	血糖值	体重	身高
张三	男	67	8.1	84.3	174
李四	男	65	11.2	89.2	170
王五	女	34	7.4	77.5	172
赵六	男	48	9.7	79.1	165
钱七	女	49	8.9	82.3	175

（4）实验分析：本实验与实验三类似，都是对 DataFrame 数据结构的基本操作，通过本实验需要体会不同的方法插入行、列，相对来说本实验的方法更为简便，但实验三的方法更能体现面向对象的思想。本实验还需要掌握用 at[] 修改某个值，但需要注意的是类操作需要表格有索引。

实验七 医学数据文件的读取与数据规范化

【实验目的】

1. 熟练掌握医学数据的获取与存储技术。

2. 熟悉医学数据的常用预处理方法，掌握医学数据预处理的缺失值处理、min-max 标准化和 Z-score 标准化等技术。

【实验内容】

1. 实验 7-1：csv 和 Excel 文件读写

lung-cancer.csv 是来源于 UCI 机器学习数据库的有关肺癌数据，这些数据描述了三种类型的病理性肺癌。第 1 列是类别标签，其他所有列都是预测属性，取整数值 0～3，'？'为缺失值。编写 Python 脚本程序，使用 pandas.read_csv() 函数读取 lung-cancer.csv 文件，打印读取的数据内容，然后将数据通过 pandas.to_excel() 函数存储为 Excel 格式的 lung-cancer.xlsx 文件，接着再使用 pandas.read_excel() 函数读取存储的 lung-cancer.xlsx 文件，最后将读取的数据通过 pandas.to_csv() 函数存储为 lung-cancer-new.csv 文件，要求存储得到的 lung-cancer.xlsx 和 lung-cancer-new.csv 文件与最初读取的 lung-cancer.csv 文件的内容一致，程序运行时将相关的运行信息显示出来。保存 Python 文件名为"实验 7-1.py"。

2. 实验 7-2：xlrd 和 xlutils 库对 Excel 文件的操作

使用来源于 UCI 机器学习数据库的有关肺癌数据。编写 Python 脚本程序，使用 xlrd.open_workbook() 函数读取实验 7-1 得到的 lung-cancer.xlsx 文件作为输入数据，获取并打印数据的行数和列数，统计数据中全部的缺失值 '？' 的个数，并通过 xlutils.copy.copy() 函数复制原始数据后，在副本数据上将全部的缺失值修改为 0，然后将修改后的副本数据保存为新文件 lung-cancer-modified.xls。保存 Python 文件名为"实验 7-2.py"。

3. 实验 7-3：openpyxl 库对 Excel 文件的操作

使用来源于 UCI 机器学习数据库的有关肺癌数据。编写 Python 脚本程序，使用 open-pyxl.load_workbook () 函数读取实验 7-1 得到的 lung-cancer.xlsx 文件作为输入数据，获取并打印数据的行数和列数，统计数据中全部的缺失值 '？' 的个数，并通过 openpyxl.work-book() 函数新建工作簿后将原始数据逐个复制到新的工作表中，在新的工作表上将数据的缺失值修改为 0，然后将修改后的新工作表数据保存为新文件 lung-cancer-modified1.xlsx。保存 Python 文件名为"实验 7-3.py"。

4. 实验 7-4：糖尿病数据的特征数据标准化

根据美国疾病控制和预防中心的报告，大约 1/7 的美国成年人患有糖尿病，这一比例可能会随着时间而不断上升。diabetes.csv 包含 268 个糖尿病患者和 500 个正常人共 768 个人的样本，最后一列的标签代表是否是糖尿病患者，其余 8 列为特征，分别是怀孕孕周、葡萄糖、血压、皮肤厚度、胰岛素、身体质量指数、糖尿病谱系功能和年龄。编写 Python 脚本程序，使用 pandas.read_csv() 函数读取 diabetes.csv 文件，打印输出读取的糖尿病数据的行数和列数，然后将数据拆分成特征数据和标签数据，并通过 head() 函数显示特征数据的前五行，最后分别使用 sklearn.preprocessing 包的 MinMaxScaler 和 StandardScaler 对特征数据进行 min-max 标准化和 Z-score 标准化，并显示两种标准化后的特征数据前五行和对应的列名称。保存 Python 文件名为 "实验 7-4.py"。

【实验指导】

1. 实验 7-1：实验指导

（1）实验操作步骤

1）启动 PyCharm 进入 Python 运行环境，在当前工程文件夹下，新建 Python 文件 "实验 7-1.py"，把 lung-cancer.csv 文件复制到当前工程文件夹下面。

2）利用 pandas 读取该文件，同时以 Excel 文件格式存储该文件。

3）读取刚存储的文件，并以 *.csv 格式存储起来。

4）在新建的 Python 文件中编写代码。

（2）参考代码

```python
import pandas as pd
# 读取 lung-cancer.csv 文件
Data=pd.read_csv("lung-cancer.csv", header=None)
print('CSV 文件读取完成')
print(Data) # 打印读取的数据内容
# 存储为 Excel 格式的 lung-cancer.xlsx 文件
Data.to_excel("lung-cancer.xlsx", header=False, index=False)
print('Excel 文件存储完成')
# 读取存储的 lung-cancer.xlsx 文件
Data=pd.read_excel("lung-cancer.xlsx", header=None)
print('Excel 文件读取完成')
# 存储为 lung-cancer-new.csv 文件
Data.to_csv("lung-cancer-new.csv", header=False, index=False)
print('CSV 文件存储完成')
```

（3）实验结果：实验运行结果见图 7-1。

```
16  2  0  3  2  2  0  1  1  3  ...  2  2  2  2  2  2  1  2  2
17  2  0  2  1  1  0  2  1  3  ...  2  2  2  2  1  1  1  2  2
18  2  0  2  0  ?  0  2  3  3  ...  2  2  2  2  2  2  2  1  2
19  2  0  1  2  1  0  3  3  3  ...  2  2  2  1  1  2  2  1
20  2  0  2  0  ?  1  3  3  3  ...  2  2  1  2  1  2  1  2  2
21  2  0  3  3  2  0  2  1  3  ...  2  1  2  2  2  2  2  1  2
22  3  0  2  3  1  1  2  2  1  ...  3  3  3  1  3  3  2  2  1
23  3  0  2  3  1  1  1  2  1  ...  2  2  2  2  2  2  2  2  1
24  3  0  3  3  1  0  3  3  1  ...  2  2  2  3  2  2  2  2  1
25  3  0  2  3  2  0  1  2  2  ...  2  2  1  3  1  2  2  1  2
26  3  0  2  2  2  0  2  1  2  ...  2  2  2  2  2  2  1  2  1
27  3  0  2  2  1  0  2  2  2  ...  3  2  2  3  2  2  2  2  1
28  3  0  3  2  2  0  2  2  2  ...  2  2  3  1  2  2  2  2  2
29  3  0  2  1  1  0  2  2  1  ...  2  3  2  2  2  2  2  2  1
30  3  0  2  3  2  1  2  2  3  ...  2  2  2  2  2  2  1  2  2
31  3  0  2  3  1  0  2  3  3  ...  2  2  2  2  2  2  2  2  2

[32 rows x 57 columns]
Excel文件存储完成
Excel文件读取完成
CSV文件存储完成
```

图 7-1　实验 7-1 运行结果

（4）实验分析：实验表要求是存储得到的 lung-cancer.xlsx 和 lung-cancer-new.csv 文件与最初读取的 lung-cancer.csv 文件的内容一致，而原始 lung-cancer.csv 文件中无 header 行，因此需要将 read_csv() 和 read_excel() 函数的参数 header 设置为 None，否则，读取文件时会默认第一行为 header 从而丢失第一行数据。同样，在存储时也需要将 to_excel() 和 to_csv() 函数的参数 header 和 index 都设置为 False，不然存储时会在原始数据的基础上加上 header 行和 index 列的信息。

2. 实验 7-2：实验指导

（1）实验操作步骤

1）启动 PyCharm 进入 Python 运行环境，在当前工程文件夹下，新建 Python 文件"实验 7-2.py"，把 lung-cancer.xlsx 文件复制到当前工程文件夹下面（如果该文件存在，可以忽略）。

2）利用 xlrd 库读取该文件，获取到第一张工作表的数据及其行列数。

3）通过 xlutils 库复制工作簿，并通过循环语句查询缺失数据的个数。

4）在新建的 Python 文件中编写代码。

（2）参考代码

```
import xlrd
import xlutils.copy
wb=xlrd.open_workbook('lung-cancer.xlsx')   # 通过 xlrd 库读取文件
sheet=wb.sheet_by_index(0) # 获取文件的工作表
n_row=sheet.nrows   # 获取工作表的行数
n_col=sheet.ncols   # 获取工作表的列数
print('工作表行数：' + str(n_row))   # 打印工作表行数
print('工作表列数：' + str(n_col))   # 打印工作表列数
wb1=xlutils.copy.copy(wb) # 通过 xlutils 库复制工作簿
sheet1=wb1.get_sheet(0)   # 获取复制工作簿的工作表
count=0   # 计数整个表格中缺失值的个数
for i in range(0, n_row):   # 循环遍历所有行
    for j in range(0, n_col):   # 循环遍历所有列
        x=sheet.cell_value(i, j) # 获取当前行和列坐标的值
        if x=='?':   # 判断当前值是否为缺失值？
            count +=1 # 缺失值个数加 1
            sheet1.write(i, j, 0)   # 将缺失值? 改成 0
print('已将全部'+str(count)+'个缺失值? 修改为 0')
wb1.save('lung-cancer-modified.xls') # 存储修改后的文件
```

（3）实验结果：实验运行结果见图 7-2。

工作表行数：32
工作表列数：57
已将全部5个缺失值? 修改为0

图 7-2　实验 7-2 运行结果

（4）实验分析：通过运行结果，统计到原始数据共32行57列，其中共5个缺失值'？'。实验内容的难点在于通过双重循环来遍历所有单元格上的数据，并通过条件语句判断当前单元格上的数据是否为缺失值'？'，如果当前单元格上是缺失值'？'，则需要进行计数并将缺失值'？'改成0。打开代码生成的文件 lung-cancer-modified.xls，可以发现数据中的全部5个缺失值'？'都变成了我们设置的0。

3. 实验 7-3：实验指导

（1）实验操作步骤

1）启动 PyCharm 进入 Python 运行环境，在当前工程文件夹下，新建 Python 文件"实验 7-3.py"，把 lung-cancer.xlsx 文件复制到当前工程文件夹下面（如果该文件存在，可以忽略）。

2）通过 openpyxl 库读取文件，获取到第一张工作表的数据及其行列数。

3）通过 openpyxl 库新建工作簿，把打开的工作簿的数据复制到新建的工作簿中，并统计缺失数据。

4）在新建的 Python 文件中编写代码。

（2）参考代码

```
import openpyxl
# 通过 openpyxl 库读取文件
wb=openpyxl.load_workbook('lung-cancer.xlsx')
ws_name=wb.sheetnames[0]
sheet=wb[ws_name]
# 获取工作表的行数
n_row=sheet.max_row
# 获取工作表的列数
n_col=sheet.max_column
print('工作表行数：' + str(n_row))    # 打印工作表行数
print('工作表列数：' + str(n_col))    # 打印工作表列数
# 创建一个新工作簿
wb_new=openpyxl.Workbook()
ws_new=wb_new.active
count=0    # 计数整个表格中缺失值的个数
for i in range(1, n_row+1):    # 循环遍历所有行
    for j in range(1, n_col+1):    # 循环遍历所有列
        # 获取当前单元格的数据
        x=sheet.cell(row=i, column=j).value
        # 将获取的当前单元格数据复制到新的工作表的对应单元格上
        ws_new.cell(row=i, column=j).value=x
        if x=='?':    # 判断当前值是否为缺失值？
            count +=1    # 缺失值个数加 1
            ws_new.cell(row=i, column=j).value=0    # 将缺失值？改成 0
```

print('已将全部'+str(count)+'个缺失值？修改为 0')
# 存储修改后的文件
wb_new.save('lung-cancer-modified1.xlsx')

（3）实验结果：实验运行结果见图 7-3。

工作表行数：32
工作表列数：57
已将全部5个缺失值？修改为0

图 7-3　实验 7-3 运行结果

（4）实验分析：通过运行结果，统计到原始数据共 32 行 57 列，其中共 5 个缺失值'？'，代码生成的文件 lung-cancer-modified1.xlsx 也与之前实验的结果是一样的内容。实验的难点同样在于通过双重循环来遍历所有单元格上的数据，并通过条件语句判断当前单元格上的数据是否为缺失值'？'，与之前实验的区别在于使用 openpyxl 库而不使用 xlrd 库和 xlutils库，不同的库使用方法也不尽相同，包括读取文件、获取工作表内容及行列数、复制工作表、获取单元格数据、修改单元格数据等方法都不同。

4. 实验 7-4：实验指导

（1）实验操作步骤

1）启动 PyCharm 进入 Python 运行环境，在当前工程文件夹下，新建 Python 文件"实验 7-4.py"，把 diabetes.csv 文件复制到当前工程文件夹下面（如果该文件存在，可以忽略）。

2）通过 pandas 库读取文件。

3）通过机器学习 sklearn 库里的函数和功能对数据进行标准化处理。

4）在新建的 Python 文件中编写代码。

（2）参考代码

```
import pandas as pd
from sklearn.preprocessing import MinMaxScaler, StandardScaler
# 读取 diabetes.csv 文件
diabetes=pd.read_csv("diabetes.csv", header=0)
# 打印输出数据的维度：768 行、9 列
print("糖尿病数据维度：{}".format(diabetes.shape))
# 最后一列是标签，代表是否是糖尿病患者
y=diabetes.iloc[:, −1]
# 除了最后一列外的其他 8 列数据为输入特征
X=diabetes.iloc[:, :−1]
print("标准化前的原始数据 (前五行):")
print(X.head()) # 显示特征数据的前五行，head() 函数默认读取前五行数据
scaler=MinMaxScaler()
# 对特征进行 min-max 标准化
X_min_max=scaler.fit_transform(X)
print("min-max 标准化后的数据 (前五行):")
# 显示 min-max 标准化后的特征数据前五行
```

```
print(pd.DataFrame(X_min_max, columns=X.columns).head())
scaler=StandardScaler()
X_zscore=scaler.fit_transform(X) # 对特征进行 Z-score 标准化
print("Z-score 标准化后的数据 (前五行):")
# 显示 Z-score 标准化后的特征数据前五行
print(pd.DataFrame(X_zscore, columns=X.columns).head())
```

（3）实验结果：实验运行结果见图 7-4。

```
糖尿病数据维度：(768, 9)
标准化前的原始数据(前五行):
   Pregnancies  Glucose  BloodPressure  ...   BMI  DiabetesPedigreeFunction  Age
0            6      148             72  ...  33.6                     0.627   50
1            1       85             66  ...  26.6                     0.351   31
2            8      183             64  ...  23.3                     0.672   32
3            1       89             66  ...  28.1                     0.167   21
4            0      137             40  ...  43.1                     2.288   33

[5 rows x 8 columns]
min-max标准化后的数据(前五行):
   Pregnancies   Glucose  ...  DiabetesPedigreeFunction       Age
0     0.352941  0.743719  ...                  0.234415  0.483333
1     0.058824  0.427136  ...                  0.116567  0.166667
2     0.470588  0.919598  ...                  0.253629  0.183333
3     0.058824  0.447236  ...                  0.038002  0.000000
4     0.000000  0.688442  ...                  0.943638  0.200000

[5 rows x 8 columns]
Z-score标准化后的数据(前五行):
   Pregnancies   Glucose  ...  DiabetesPedigreeFunction       Age
0     0.639947  0.848324  ...                  0.468492  1.425995
1    -0.844885 -1.123396  ...                 -0.365061 -0.190672
2     1.233880  1.943724  ...                  0.604397 -0.105584
3    -0.844885 -0.998208  ...                 -0.920763 -1.041549
4    -1.141852  0.504055  ...                  5.484909 -0.020496

[5 rows x 8 columns]
```

图 7-4　实验 7-4 运行结果

（4）实验分析：通过运行结果，可以看到程序显示的行数和列数。实验的重点在于使用 sklearn.preprocessing 包的 MinMaxScaler 和 StandardScaler，通过对应实例 scaler 的 fit_transform() 函数来对特征数据进行拟合和标准化，分两步，先使用 fit() 函数进行拟合，然后再使用 transform() 函数进行标准化转换。难点在于显示标准化后的特征数据前五行以及每列的列名称（如怀孕孕周、年龄），需要先通过 X.columns 获取标准化前的列名称，然后传递给新建的 pd.DataFrame 对象的 columns 参数，最后通过 DataFrame 对象的 head() 函数获取前五行并使用 print() 打印输出。

第 4 章　医学数据的可视化

医学数据的可视化是将相对晦涩的医学相关数据通过可视的、交互的方式进行展示，从而形象、直观地表达数据蕴含的疾病和诊疗等医学数据信息和规律。用于医学数据可视化的可编程工具包有很多，本章主要介绍 matplotlib 包、pyecharts 包、seaborn 包，这些包提供丰富的医学数据可视化案例，每个案例均有相关的操作步骤及参考代码，有助于学生对医学数据可视化的理解和掌握，同时从这些医学案例出发可以举一反三和触类旁通解决其他医学数据可视化问题。

实验八　matplotlib 折线图可视化医学数据

【实验目的】

1. 熟悉利用 matplotlib 绘图的基本步骤。

2. 熟悉 figure() 函数的使用。

3. 熟悉 plot() 函数绘图的使用。

4. 熟悉绘图对象属性的设置。

【实验内容】

1. 实验 8-1：中国 AIDS 患者统计图

数据文件 AIDS_data.csv 存储的是 2012～2017 年中国 AIDS 相关的部分统计数据。文件部分内容如图 8-1 所示。

发病数	既往感染者转为患者	死亡数
41 929	17 894	11 575
42 286	15 665	11 437
45 145	15 692	12 030
50 330	16 561	12 755
54 360	17 569	14 091

图 8-1　AIDS_data.csv 文件示意（部分）

数据文件说明：

文件编码为 ANSI。

"发病数"列：指当年新增加的获得性免疫缺陷综合征（AIDS）患者。

"既往感染者转为患者"列：指以前是人类免疫缺陷病毒（HIV）携带者但未发病，于当年发病的患者。

"死亡数"列：指当年死亡的 AIDS 患者。

每列数据共 6 行（不包括标题行），从上到下分别表示 2012 年到 2017 年各年的数据。

程序运行后根据该数据制作表示发病数、既往感染者转为患者数、死亡数的折线图，三条折线绘制在同一个图形中。将图形保存为 aids_1.png 文件并显示。

三条线的颜色、线形、点形可以自行设置，但是三条线必须不一样。

绘图对象设置为 9 英寸 [①]×5 英寸，背景色为灰色。

保存文件名为"实验 8-1.py"。

2. 实验 8-2：中国 AIDS 患者统计图第 2 版

在实验 8-1 的基础之上，为该图添加必要的图形属性设置。

添加 X 轴刻度值（2012 年、2014 年、2016 年）；添加 X 轴标签（年份），Y 轴标签（人数）；添加 Y 轴范围（0 到 60 000）；添加图形标题（中国 AIDS 统计图）；添加图例。

将图形保存为 aids_2.png 文件并显示。

保存文件名为"实验 8-2.py"。

3. 实验 8-3：中国 AIDS 患者统计图第 3 版

在实验 8-2 的基础之上，为该图添加必要的数据提示。

在图中显示新增患者数折线的数据点上添加显示的具体数值；为 2017 年的死亡数据添加箭头说明；将图形保存为 aids_3.png 文件并显示。

保存文件名为"实验 8-3.py"。

4. 实验 8-4：身高发育曲线

社区观测男性青少年、儿童的身高发育数据，其形式如表 8-1 所示，每个年龄段有 100 例数据（1 岁为一个年龄段，0～19 岁），存储在 heightdata.xls 中，请求出各年龄段（1 岁为一个年龄段）的"最小值""四分位数""中值""四分之三分位数""最大值"，同时对应连接各年龄段的"最小值""四分位数""中值""四分之三分位数""最大值"曲线，可视化展示 0～18 岁青少年、儿童、幼儿、婴儿的身高发育曲线。

保存文件名为"实验 8-4.py"。

表 8-1　男性青少年、儿童的身高发育数据样式

年龄（岁）	身高（cm）	性别
0	48	male
⋮	⋮	⋮
0	47	male

【实验指导】

1. 实验 8-1：实验指导

（1）实验操作步骤

1）使用 pip 工具安装 matplotlib：pip install matplotlib。

2）首先在磁盘的"D: 盘"上创建"个人代码"文件夹，以"姓名"或者"学号"命名（如果已经创建则忽略），然后在个人代码文件夹下面创建一个名字为"chapter4"的子文件夹。启动 PyCharm，进入 Python 运行环境。本书约定所有的工程文件均存储在个人代码文件夹中，每一章创建一个工程，系统会为每个工程创建一个子文件夹，该工程下的每个实验的程序文件及需要的数据文件或者图像文件均存储在工程文件夹下面。

使用 PyCharm 新建一个"project"，取名为"chapter4"。本章实验的所有脚本文件均存

---

① 1 英寸=2.54 厘米

放在这个项目内。需要读取的数据文件与脚本文件均放到"chapter4"文件夹内。

3）在该工程下创建 Python 文件,命名为"实验 8-1.py",复制数据文件 AIDS_data.csv 到该工程文件夹中,打开观察数据文件,文件的结构比较简单,使用 numpy 或者 pandas 均可读取。下面的参考代码采用 numpy 读取,读者可以尝试更改代码使用 pandas 读取该文件。

4）确定数据处理所用的库之后,导入对应的库并导入 matplotlib.pyplot 子库。

5）获得绘图用的数据:使用 numpy 读取文件后,通过切片索引的方式获得三条折线所需要的三列数据。

6）绘图对象设置:使用 figure() 函数设置绘图对象。

7）绘制折线图:本实验比较简单,可以通过一次调用的方式绘制三条折线。

8）结果输出:当需要输出文件并展示时,通常输出文件的代码执行顺序在前。

（2）参考代码

```python
# 导入库
import numpy as np
import matplotlib.pyplot as plt
# 产生横纵坐标数据
datas=np.loadtxt("AIDS_data.csv", dtype=int,
                 skiprows=1, delimiter=", ")
y1=datas[:, 0]
y2=datas[:, 1]
y3=datas[:, 2]
# 创建绘图对象
plt.figure(figsize=(9, 7), facecolor="gray")
# 调用 plot 函数绘图
plt.plot(y1, "r-o", y2, "g:p", y3, "b-.d")
# 图形输出
plt.savefig("aids_1.png")    # 保存为文件
plt.show()                   # 显示结果
```

（3）实验结果:运行结果截图如图 8-2 所示。

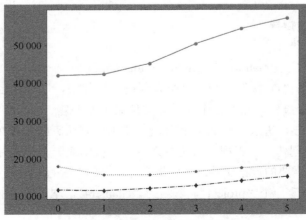

图 8-2 实验 8-1 运行结果截图

aids_1.png 文件展示如图 8-3 所示。

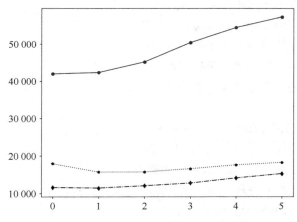

图 8-3 实验 8-1 运行结果截图（保存文件）

（4）实验分析：很容易发现，在默认情况下，除去图形本身、对象背景，展示的效果与输出为图像的效果并不相同。这是因为二者的参数针对的不是同一个对象，这是在绘图过程中需要注意的。

观察结果可以发现，从图形本身来讲，这个结果符合实验要求。但是对于数据可视化的目的来说，这个结果毫无疑问是不合格的。观察者从图形上只能看到三条不同的折线，它们各自代表的信息，横坐标和纵坐标的数据，这些都无法从图形中获得。

数据可视化的目的是让观察者能够快速地从图形中获取需要的信息。如果达不到这个目的，图形画得再漂亮都是本末倒置。因此，这个图形需要添加必要的说明信息。而实验 8-2 就是为了达到可视化的目的而对本图形做的进一步修改。

2. 实验 8-2：实验指导

（1）实验操作步骤

1）在该工程下创建 Python 文件，命名为"实验 8-2.py"。

2）中国 AIDS 患者统计图新版。根据题目要求，对图形外观进行相应的设置。用到的函数分别有 xticks()：设置 X 轴刻度值；xlabel()：添加 X 轴标签；ylabel()：添加 Y 轴标签；ylim()：设置 Y 轴范围；title()：添加图形标题；legend()：添加图例。

3）由于图形中会出现汉字，所以还需要添加中文显示设置的相关代码。

4）实验 8-1 的参考代码中，通过一次调用 plot() 函数实现画三条折线。但是在本实验中，由于涉及图例的展示，再使用一次调用的手段就有些不太合适了。因此本实验需要三次调用 plot 函数以画出三条不同的折线。

（2）参考代码

```
# 导入库
import numpy as np
import matplotlib.pyplot as plt
# 中文显示字体设置
plt.rcParams['font.family']='SimSun'
```

```
# 产生横纵坐标数据
datas=np.loadtxt("AIDS_data.csv", dtype=int,
                 skiprows=1, delimiter=",")
y1=datas[:, 0]  # 切片获得第 1 条折线的数据
y2=datas[:, 1]  # 切片获得第 2 条折线的数据
y3=datas[:, 2]  # 切片获得第 3 条折线的数据
# 创建绘图对象
plt.figure(figsize=(9, 7), facecolor="gray")
# 调用 plot 函数绘图，注意使用 label 参数
plt.plot(y1, "r–o", label="新增 AIDS 患者数")
plt.plot(y2, "g:p", label="既往 HIV 感染者转为 AIDS 患者")
plt.plot(y3, "b–.d", label="AIDS 死亡数")
# 外观属性设置
plt.ylim(0, 60000)    # 设置 Y 轴范围
plt.xlabel("年份")   # 设置 X 轴标签
plt.ylabel("人数")   # 设置 Y 轴标签
aidsTicks=["2012 年", "2014 年", "2016 年"]    # 设置 X 轴刻度文字
plt.xticks([0, 2, 4], aidsTicks)    # X 轴刻度调整
plt.title("2012-2017 艾滋病数据")  # 设置图形标题
plt.legend()              # 图例
# 图形展示
plt.savefig("aids_2.png")   # 保存为文件
plt.show()                  # 显示结果
```

（3）实验结果：运行结果截图如图 8-4 所示。

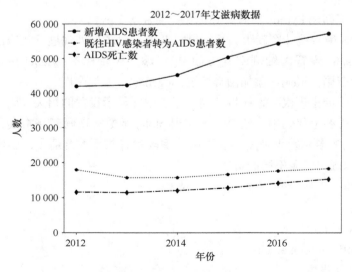

图 8-4　实验 8-2 运行结果截图

（4）实验分析：与前面实验 8-1 的结果对比，虽然运行结果在图形表现上基本一致，但是本实验对观察者来说更友好，能够很轻松地获得数据所表达的信息。从图 8-4 中可以看到，三组数据均呈逐年上升的趋势。既往 HIV 感染者转为 AIDS 患者数与 AIDS 死亡人数的上升趋势基本一致。并且新增 AIDS 患者数与既往 HIV 感染者转为 AIDS 患者数之间的差距逐年增长，表示新增 AIDS 患者数上升趋势更大。

3. 实验 8-3：实验指导

（1）实验操作步骤

1）在该工程下创建 Python 文件，命名为"实验 8-3.py"。

2）中国 AIDS 患者统计图第 3 版。对于统计图的使用者，有的时候不仅需要获得数据的大致信息，还希望获得某些数据具体的值。实验 8-2 所展示的图形在数据值方面就有所欠缺。本实验为解决这个问题，使用了 pyplot 提供的两种最常见的数据值的展示手段。

3）第一种是无指向型文本信息，主要用于给数据点标注对应的数据值，这种用法比较简单。使用 pyplot 的 text() 函数即可完成。该函数的作用是在图中指定的位置添加显示文本，用法如下：

pyplot.text(x, y, s)

x：文本的横坐标。

y：文本的纵坐标。

s：文本内容字符串。

此外，还可以设置一系列的与文本有关的参数，如下所示

color：文本的颜色。

fontsize：文本的大小。

fontstyle：文本字体样式，包括 'normal'、'italic'（斜体）、'oblique'（也是斜体）。注意当字体为中文时斜体样式可能无法展示。

fontproperties：文本的字体，可以采用与通用设置不一样的字体。

上面 4 种文本相关参数并不是 text() 函数专用的，而是在 pyplot 所有与文本相关的函数中均可以使用，如 title()、xlabel() 等。

4）第二种是指向型文本信息，当需要显示的数据值较多的时候，单纯使用 text() 函数显示的效果会比较混乱，有时不容易分清数据值对应的点。这时就需要一种有明确指向的文本，简单说就是带有指向箭头的信息。通常使用 annotate() 函数实现。该函数的格式如下：

pyplot.annotate(text, xy, xytext, arrowprops)

参数说明

text：文本信息内容。

xy：箭头点所在的横纵坐标位置，用一个元组数据表示。

xytext：文本内容的坐标位置，用一个元组数据表示。

arrowprops：一个字典型数据，设置指向箭头的参数，字典中 key 值有 facecolor：箭头的颜色；width：箭头的宽度；edgecolor：箭头边框的颜色等。具体可查阅官方说明文档。

5）前面两题的绘图代码中，调用 plot() 函数时，横坐标参数都被省略。这样 pyplot 会自动生成形如 [0, 1, 2, …] 序列的横坐标。但是本例中，由于还需要设置文本的位置，因此有必要指定 X 坐标序列。最常用的手段是通过 numpy 的 arange() 函数来产生一个 x 数组。

　　具体到设置新增患者数据的位置时，第 1 个数据位置的横坐标与纵坐标应该是取出 x 数组中的第 1 个（下标 0）值和 $y1$ 数组中的第 1 个值组合为一个元组。第 2 个数据位置取两个数组中的第 2 个，依此类推。显然，这个过程必须要使用循环来完成。

　　此外，在设置数据值的坐标位置时，如果与数据点的位置完全一致，有可能会被点或者线段遮挡。因此需要略微调整数据值的坐标位置。

（2）参考代码

```python
# 导入库
import numpy as np
import matplotlib.pyplot as plt
# 中文显示字体设置
plt.rcParams['font.family']='SimSun'
# 产生横纵坐标数据
datas=np.loadtxt("AIDS_data.csv", dtype=int,
                 skiprows=1, delimiter=", ")
y1=datas[:, 0]    # 切片获得第 1 条折线的数据
y2=datas[:, 1]    # 切片获得第 2 条折线的数据
y3=datas[:, 2]    # 切片获得第 3 条折线的数据
x=np.arange(y1.size)   # 产生横坐标数据值
# 创建绘图对象
plt.figure(figsize=(9, 7), facecolor="gray")
# 调用 plot 函数绘图，注意使用 label 参数
plt.plot(x, y1, "r-o", label="新增 AIDS 患者数")
plt.plot(x, y2, "g:p", label="既往 HIV 感染者转为 AIDS 患者")
plt.plot(x, y3, "b-.d", label="AIDS 死亡数")
# 外观属性设置
plt.ylim(0, 60000)    # 设置 Y 轴范围
plt.xlabel("年份")    # 设置 X 轴标签
plt.ylabel("人数")    # 设置 Y 轴标签
aidsTicks=["2012 年", "2014 年", "2016 年"]    # 设置 X 轴刻度文字
plt.xticks([0, 2, 4], aidsTicks)    # X 轴刻度调整
plt.title("2012-2017 艾滋病数据")    # 设置图形标题
plt.legend()           # 图例
# 为第 1 条线添加数据值
for i in range(x.size):  # 使用循环来添加每个数据值
    plt.text(x[i]-0.1, y1[i]+1000, y1[i],
             fontsize=10, color="green") # 字体大小为 10，颜色绿色
# 添加指向文本信息
annotate_text="2017 年死亡人数\n" + str(y3[-1]) # 指向信息的文本内容
plt.annotate(annotate_text, xy=(5, y3[-1]), xytext=(5-0.5, y3[-1]-8000),
```

fontsize=12, color="blue", fontproperties="KaiTi",

arrowprops=dict(facecolor="red")) # 添加指向信息

图形展示

plt.savefig("aids_3.png")　# 保存为文件

plt.show()　　　　　　　# 显示结果

（3）实验结果：运行结果截图如图 8-5 所示（彩图扫描二维码可见）。

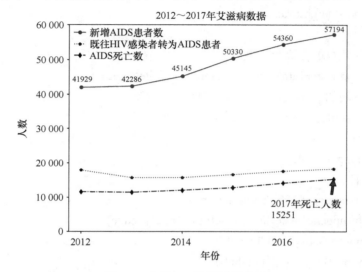

图 8-5　实验 8-3 运行结果截图

（4）实验分析：本实验在实验 8-2 的基础上，添加了如下内容。

产生了一个 *x* 数组，用于保存横坐标值。

使用循环，为新增患者折线的每一个数据点标识出数据值。设置了字体大小为 10，颜色为绿色。位置在数据点位置上方偏左。

添加指向数据的时候，文本字体为 12，颜色为蓝色，字体使用楷体。设置箭头颜色为红色。

最后成图的效果，除了能够获取大致信息外，还能够获得部分数据的精确值。

好的统计图应该具有自明性。即不看原始数据，只看统计图就能理解图所表达的信息。要做到自明性，第一是需要一个简洁但明确的图形标题；第二是需要明确的纵横轴标签、单位符号，并且横纵轴应标明对应的刻度；第三是要有图例及必要的文字说明等信息。

4. 实验 8-4：实验指导

（1）实验操作步骤

1）在该工程下创建 Python 文件，命名为"实验 8-4.py"。

2）复制 heightdata.xls 文件到当前工程文件夹下面。

3）可以利用 pandas 读取身高数据 pd.read_excel(excelFileName)。

4）求出各年龄段身高的"最小值""四分位数""中值""四分之三分位数""最大值"存放于列表中。

5）以年龄为横坐标，纵坐标为身高，画出身高的"最小值""四分位数""中值""四分之三分位数""最大值"曲线。

（2）参考代码

```
# 导入库
from matplotlib import pyplot as plt
import matplotlib, pandas as pd, numpy as np
# 用宋体显示中文
matplotlib.rcParams['font.sans-serif']=['SimSun']
excelFileName="heightData.xls"
try:
    # 读取男性儿童的身高年龄数据
    maleBaby=pd.DataFrame(pd.read_excel(excelFileName))
    # 各年龄身高的 ["年龄", "最小值", "四分位数",
    # "中值", "四分之三分位数", "最大值"] 列表
    ageBaby=[]
    for age in range(0, 19):
        xBaby=[]
        for x in range(age*100, len(maleBaby)):
            xBaby.append(maleBaby[maleBaby["age"]==age])
        xMax=max(xBaby[age]["height"])
        xMin=min(xBaby[age]["height"])
        xMedian=np.median(xBaby[age]["height"])
        xPercentile25=np.percentile(xBaby[age]["height"],(25))
        xPercentile75=np.percentile(xBaby[age]["height"], (75))
        ageBaby.append([age, xMin, xPercentile25,
                        xMedian, xPercentile75, xMax])
    # 列标题列表
    myColumns=["年龄", "最小值", "四分位数",
               "中值", "四分之三分位数", "最大值"]
    boyData=pd.DataFrame(data=ageBaby, columns=myColumns)
    x=boyData["年龄"]
    minY=boyData["最小值"]
    per25Y=boyData["四分位数"]
    medianY=boyData["中值"]
    per75Y=boyData["四分之三分位数"]
    maxY=boyData["最大值"]
    plt.title("男孩生长发育曲线")
    plt.xlabel("年龄")
    plt.ylabel("身高")
    plt.xticks(range(0, 19, 1))
    plt.yticks(range(40, 186, 5))
```

```
    plt.plot(x, minY, linestyle='solid')
    plt.plot(x, per25Y, linestyle='dashdot')
    plt.plot(x, medianY, linestyle='solid')
    plt.plot(x, per75Y, linestyle='dashdot')
    plt.plot(x, maxY, linestyle='solid')
    plt.grid(True)
    plt.legend(["最小值", "四分位数", "中值", "四分之三分位数", "最大值"])
    plt.show()
except FileNotFoundError:
    print("打开文件出错！")
```

（3）实验结果：如图 8-6 所示。

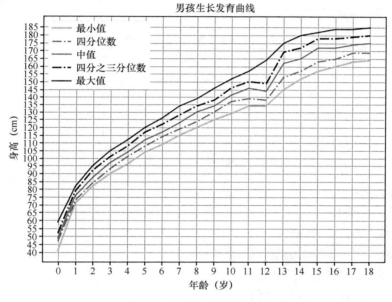

图 8-6 男孩生长发育曲线

（4）实验分析：各年龄段有 100 例数据，数据比较规整，本实验关键在于求出各年龄段身高的统计描述数据，横轴是年龄，纵轴是身高，然后利用 plt.plot() 函数画出曲线。

各统计描述信息包含 ["最小值""四分位数""中值""四分之三分位数""最大值"]，作图时采用不同的颜色和线形，更有利于观察。

实验九　matplotlib 散点图可视化医学数据

【实验目的】

1. 熟悉 scatter 函数绘图的使用。

2. 熟悉绘图对象属性的设置。

【实验内容】

1. 实验 9-1：体重与基础代谢散点图

metabolism.csv 文件中保存的是某次体检中，部分成年女性受检者的基础代谢和体重数据。读取该文件，以体重数据为横坐标，以基础代谢数据为纵坐标，根据该数据绘制散点图。

文件部分内容如图 9-1 所示。

序号	基础代谢（kJ）	体重（kg）
1	4175.6	50.7
2	4435	53.7
3	3460.2	37.1
4	4020.8	51.7
5	3987.4	47.8

图 9-1　metabolism.csv 示意（截图）

数据文件说明：

文件编码为 ANSI。

"序号"列：受检者的编号。

"基础代谢"列：受检者的基础代谢值（kJ）。

"体重"列：受检者的体重（kg）。

每列数据共 16 行（不包括标题行）。

使用 pandas 读取数据文件，以体重数据为横坐标，以基础代谢数据为纵坐标，绘制散点图。

保存文件名为"实验 9-1.py"。

2. 实验 9-2：体重与基础代谢散点图第 2 版

在实验 9-1 的基础之上，将原始数据分组展示：

以 55kg 体重为分隔，将原始数据分为大于 55kg 的数据集与小于 55kg 的数据集。在同一统计图中分别绘制这两个数据集的散点图，要求两种数据点的大小、颜色、形状都不一样。

保存文件名为"实验 9-2.py"。

【实验指导】

1. 实验 9-1：实验指导

（1）实验操作步骤

1）在该工程下创建 Python 文件，命名为"实验 9-1.py"，复制 metabolism.csv 文件到当前工程文件夹中。

2）观察数据文件后发现，文件的结构比较简单，但是使用 pandas 读取时需要借助于 pandas 读取 csv 文件的默认编码为 UTF，而数据文件为 ANSI 编码，因此在读取时需要指定编码。

3）scatter() 函数的使用相对比较简单，没有特殊要求的情况下只需要指定横纵坐标参数即可。

（2）参考代码

```
import pandas as pd
import matplotlib.pyplot as plt
# 中文显示字体设置
plt.rcParams['font.family']='SimSun'
# 获取数据
data=pd.read_csv("metabolism.csv", encoding="gbk")   # 读取数据文件
x=data["体重"]   # 以体重数据列为横坐标
y=data["基础代谢"]   # 以基础代谢数据列为横坐标
# 绘制图形
plt.scatter(x, y)
# 图形设置
plt.title("体重-基础代谢图")   # 添加图形标题
plt.xlabel("体重 (kg)")   # 添加 X 轴标签
plt.ylabel("基础代谢")   # 添加 Y 轴标签
# 图形显示
plt.show()
```

（3）实验结果：运行结果截图如图 9-2 所示。

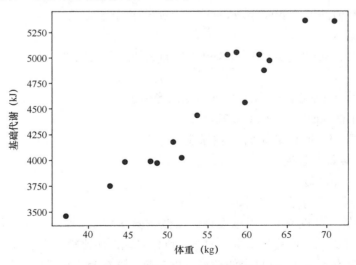

图 9-2　实验 9-1 体重-基础代谢散点图

（4）实验分析：从图 9-2 中可以发现，所有数据点大致分布为一条直线，说明体重与

基础代谢值之间存在着线性关系。这对后续进一步的数据分析有一定的提示作用。

2. 实验 9-2：实验指导

（1）实验操作步骤

1）在该工程下创建 Python 文件，命名为"实验 9-2.py"。

本实验在实验 9-1 的基础上对数据集进行筛选。大致步骤如下：

2）通过 pandas 的 query() 函数需要筛选出 2 组不同的数据分别放到新的 DataFrame 中。

3）参考上题的代码，分别获得 2 组数据的横纵坐标。

4）调用两次 scatter() 函数绘图，并且设置不同的颜色、大小和数据点形状参数。

（2）参考代码

```python
import pandas as pd
import matplotlib.pyplot as plt
# 中文显示字体设置
plt.rcParams['font. family']='SimSun'
# 读取数据文件
data=pd.read_csv("metabolism.csv", encoding="gbk")
# 筛选出 55kg 以下的数据到新 DataFrame
data_light=data.query("体重<=55")
# 筛选出 55kg 以上的数据到新 DataFrame
data_heavy=data.query("体重>55")
x1=data_light["体重"]   # 第一组点的横坐标
y1=data_light["基础代谢"]   # 第一组点的纵坐标
x2=data_heavy["体重"]   # 第二组点的横坐标
y2=data_heavy["基础代谢"]   # 第二组点的纵坐标
# 绘制第一组点
plt.scatter(x1, y1, c="r", s=50, marker="D", label="小于 55kg")
# 绘制第二组点
plt.scatter(x2, y2, c="b", s=200, marker="p", label="大于 55kg")
# 图形设置
plt.title("体重-基础代谢分组图")   # 添加图形标题
plt.xlabel("体重 (kg)")   # 添加 X 轴标签
plt.ylabel("基础代谢")   # 添加 Y 轴标签
plt.legend()   # 添加图例
plt.show()   # 图形显示
```

（3）实验结果：运行结果截图如图 9-3 所示。

（4）实验分析：从图 9-3 中可以发现，虽然实验 9-1 的结果已经知道体重数据和基础代谢值存在着线性关系。但是从本实验的结果可以发现，相比较而言，体重在 55kg 以下的数据点更集中，而体重在 55kg 以上的数据点更分散。这有助于在后期的数据分析环节更进一步的细化。

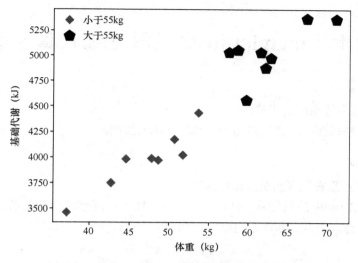

图 9-3　实验 9-2 体重-基础代谢分组散点图

实验十　matplotlib 柱形图可视化医学数据

【实验目的】

1. 熟悉 bar() 函数绘图的用法。

2. 熟悉并列柱形图、堆叠柱形图等特殊柱形图的绘制。

【实验内容】

1. 实验 10-1：五省三级医院占比柱形图

文件 hospital.csv 中的数据是 2014 年五省各等级公立医疗机构数据统计表，从上到下依次是广东、江苏、山东、浙江、河南，如图 10-1 所示。

省份	三级医院	二级医院	一级医院	其他	总和
广东	128	280	136	227	771
江苏	123	198	124	82	527
山东	104	343	235	172	854
浙江	121	195	9	116	441
河南	85	379	300	128	892

图 10-1　hospital.csv 文件示意

数据列说明：

总和：该省所有医院总数。

计算各省三级医院占当地医院总和的比率（保留两位小数），根据该比率数据绘制柱形图展示。要求宽度 0.6，柱体颜色为灰色。

保存文件名为"实验 10-1.py"。

2. 实验 10-2：两省医院对比柱形图

读取 hospital.csv 文件，比较江苏和浙江两省一级、二级、三级医院的数量，使用并列柱形图表示。柱体颜色分别为深灰色和浅灰色，使用不同的符号进行填充。

保存文件名为"实验 10-2.py"。

【实验指导】

1. 实验 10-1：实验指导

（1）实验操作步骤

1）在该工程下创建 Python 文件，命名为"实验 10-1.py"，复制 hospital.csv 文件到当前工程文件夹中。

2）本实验是典型的柱形图绘制问题。需要考虑下面几个问题：

第一，分析数据文件，文件中包含字符串数据和整型数据，所以最好是使用 pandas 读取。

第二，纵坐标数据，即柱体的 height 值并非原始数据，而是需要进行数据计算求得，需要回顾第 3 章中关于 pandas 计算的相关内容。

第三，横坐标数据，是类似于 [0, 1, 2, …] 的等差整数序列。可以先获得原始数据的行数后，再使用 range() 函数和 Series() 函数得出。

（2）参考代码

import matplotlib.pyplot as plt

```
import pandas as pd
# 中文显示字体设置
plt.rcParams['font.family']='SimSun'
# 获取数据
hospital=pd.read_csv("hospital.csv", encoding="gbk")    # 读取数据文件
# 数据计算
hospital_ratio=(hospital["三级医院"] / hospital["总和"]).round(2)
rows=len(hospital)    # 获得数据集的行数
x=pd.Series(range(rows))    # 获得横坐标
# 绘图
plt.bar(x, hospital_ratio, width=0.6, color="g")
# 设置图形属性
plt.xticks(x, hospital["省份"])    # 修改刻度标签
plt.title("五省三级医院占比")    # 添加图形标题
# 显示图形
plt.show()
```

（3）实验结果：如图 10-2 所示。

（4）代码解释：本实验用简单的代码实现柱形图的绘制。柱形图绘制的要点在于，数据值通常是用柱体的高度（长度）来表示。这样观察者能够一目了然地通过高度比较获得统计图所表达的大致信息。

本实验的代码中，图形上的刻度值标签不是绘图所用的横坐标，而是另外做了设定。虽然 bar() 函数中的 xtick_label 参数可以设置刻度标签，但是最好使用 pyplot.xticks() 函数设定。这样更符合程序逻辑。

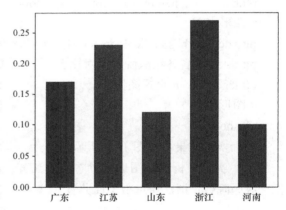

图 10-2　实验 10-1 五省三级医院占比柱形图

（5）实验分析：图 10-2 中可以很明显地看出各省数据的对比情况。但是本图并不完善，缺少说明、标签等信息。读者可以考虑在参考代码的基础上自行添加。

2. 实验 10-2：实验指导

（1）实验操作步骤

1）在该工程下创建 Python 文件，命名为"实验 10-2.py"。

2）本实验需要绘制并列柱形图。关键为以下几点：

第一，获取数据。与实验 10-1 不同的是，本实验的数据产生在数据集的行上而非列上。两组数据分别对数据集不同的行切片出相应的数据。

第二，并列柱形图的绘制关键在柱体的横坐标，两个柱体的横坐标不能一致。需要对原始的横坐标数据做一定的修改。例如，柱体宽度为 0.4，第一组原始的横坐标为 0，则左侧柱体的横坐标应该为-0.2，右侧柱体的横坐标应该为+0.2。依此类推。可以通过 pandas 的计算获得正确的坐标数据。

第三，柱体颜色和填充字符，可以通过 bar() 函数的相关参数 color、hatch 设置。其余的代码与上题的代码大同小异。

（2）参考代码

```
import matplotlib.pyplot as plt
import pandas as pd
# 中文显示字体设置
plt.rcParams['font.family']='SimSun'
# 获取数据
hospital=pd.read_csv("hospital.csv", encoding="gbk")    # 读取数据文件
height_JS=hospital.iloc[1, [1, 2, 3]]    # 获得江苏省的数据
height_ZJ=hospital.iloc[3, [1, 2, 3]]    # 获得浙江省的数据
rows=len(height_JS)    # 获得数据行数
x=pd.Series(range(rows))    # 获得横坐标数据
# 调用 2 次 bar 函数绘图
plt.bar(x-0.2, height_JS, width=0.4, color="g", hatch="xx", label="江苏")
plt.bar(x+0.2, height_ZJ, width=0.4, color="y", hatch="--", label="浙江")
# 图形设置
plt.xticks(x, hospital.columns[1:4])    # 设置 X 轴刻度标签
plt.title("两省各级医院数量对比图")    # 添加图形标题
plt.legend()    # 设置图例
# 图形显示
plt.show()
```

（3）实验结果：如图 10-3 所示。

（4）实验分析：从图形可以看出，江苏、浙江两省的三级和二级医院数量相差不大，但一级医院数量浙江省远少于江苏省。

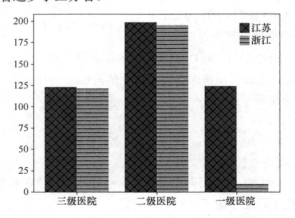

图 10-3　实验 10-2 两省各级医院数量对比柱形图

实验十一 matplotlib 直方图可视化医学数据

【实验目的】

1. 熟悉 hist() 函数绘图的使用。

2. 熟悉绘图对象属性的设置。

【实验内容】

1. 实验 11-1：身高分布直方图

数据文件 body.csv 中保存的数据为某次大规模体检中部分受检者的身高和体重数据，数据文件如图 11-1 所示。

数据文件说明：

id 列：受检者的编号。

height 列：受检者的身高，单位 cm。

weight 列：受检者的体重，单位 kg。

所有数据共 2.5 万行。

要求取出身高数据并绘制相应直方图。

直方图分为 30 个区间，颜色为蓝色，边框颜色为红色。

保存文件名为"实验 11-1.py"。

id	height	weight
1	167.1	50.8
2	181.6	61.4
3	176.3	68.9
4	173.3	64.1
5	172.2	64.9
6	174.5	55.5

图 11-1 body.csv 文件示意图（部分）

2. 实验 11-2：体重分布直方图

读取 body.csv 文件，取出体重数据并绘制相应直方图。数据分布区间为 35～75kg 的整数值，即 [35, 36) [37, 38)…[74, 75] 颜色为灰色，边框颜色为红色。保存文件名为"实验 11-2.py"。

【实验指导】

1. 实验 11-1：实验指导

（1）实验操作步骤

1）在该工程下创建 Python 文件，命名为"实验 11-1.py"，复制 body.csv 文件到当前工程文件夹中。

2）本实验为简单的 hist() 函数应用。hist() 函数使用的关键在于要理解 hist 并不是将原始数据表示出来，而是按照参数设置展示数据分布的频数。而在其他的统计图绘制手段中，如采用手工绘图或者 Excel 绘图的时候，往往需要事先将频数计算出来。hist() 函数省略了这一过程。

3）本实验可以使用 numpy 或者 pandas 读取文件，参考代码使用了 numpy。

（2）参考代码

```
import numpy as np
import matplotlib.pyplot as plt
# 中文显示字体设置
plt.rcParams['font.family']='SimSun'
```

```
# 获取数据
body=np.loadtxt("body.csv", dtype=float, skiprows=1, delimiter=",")
height=body[:, 1]  # 切片获取身高数据
# 调用 hist 函数绘制直方图
plt.hist(height, bins=30, color="b", edgecolor="r")
# 图形设置
plt.title("身高分布直方图")  # 添加图形标题
plt.xlabel("身高 (厘米)")  # 添加 X 轴标签
plt.ylabel("人数")  # 添加 Y 轴标签
# 显示图形
plt.show()
```

（3）实验结果：运行结果截图如图 11-2 所示（彩图扫描二维码可见）。

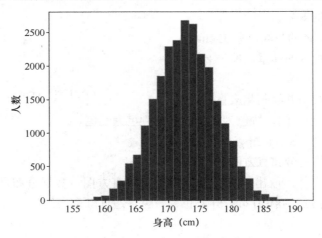

图 11-2　实验 11-1 身高分布直方图

（4）实验分析：仔细观察图形结果可以发现，X 轴上面的整数刻度值并没有对齐到方块的边缘。这是因为直方图反映的是某个区间中数据的个数，而这个区间不一定是整数。

在本实验中，实际读取数据后，因为这组数据的两个最值是 153.1 和 190.9，当设置区间数为 30 时，hist 将这个范围等分为 30 份，产生的区间范围是 [153.1, 154.36) [155.62, 156.88) [158.14, 159.4)…[189.64, 190.9]。所以在统计图中才会出现刻度值与区间无法对齐的情况。但是在实际绘图过程中，通常都需要采用整数或者其他有规律的间隔范围，下题就是为了解决类似的问题。

2. 实验 11-2：实验指导

（1）实验操作步骤

1）在该工程下创建 Python 文件，命名为"实验 11-2.py"。

2）本实验与实验 11-1 最大的区别在于指定了区间的分隔值。解决的办法是，先产生一个分隔值列表。当调用 hist 绘图的时候将该列表赋值给 bins 参数。

（2）参考代码

```
import numpy as np
```

```
import matplotlib.pyplot as plt
# 中文显示字体设置
plt.rcParams['font.family']='SimSun'
# 获取数据
body=np.loadtxt("body.csv", dtype=float, skiprows=1, delimiter=", ")
weight=body[:, 2]  # 切片获取体重数据
n=list(range(35, 76))  # 产生区间分隔值列表
# 调用 hist 函数绘制直方图
plt.hist(weight, bins=n, color="gray", edgecolor="r")
# 图形设置
plt.title("体重分布直方图")  # 添加图形标题
plt.xlabel("体重 (kg)")  # 添加 X 轴标签
plt.ylabel("人数")  # 添加 Y 轴标签
# 显示图形
plt.show()
```

（3）实验结果：运行结果截图如图 11-3 所示（彩图扫描二维码可见）。

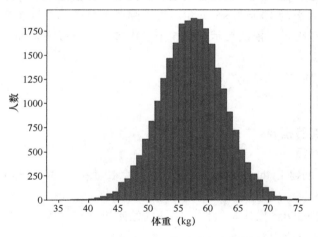

图 11-3　实验 11-2 体重分布直方图

（4）实验分析：与实验 11-1 的结果相比，本实验的统计图就和刻度值对齐得很好。

目前理论与实验教材所绘制的均为频数直方图，实践中有时候需要画频率直方图，通过修改 hist() 函数中的参数 density 即可实现。density 的类型是布尔型，默认值为 False，表示画频数直方图；当指定为 True，则为绘制频率直方图。读者可以在参考代码的基础上自行修改代码，观察结果。

实验十二　matplotlib 饼图可视化医学数据

【实验目的】

1. 熟悉 pie() 函数的使用。

2. 熟悉子绘图区的使用。

【实验内容】

1. 实验 12-1：各级医院比例饼图

读取实验 10-1 的数据文件 hospital.csv，以省份作为 DataFrame 的 index。

程序运行后用户输入要查询的省名（五个省之一，不考虑输入错误时的处理）。

绘图显示该省各级医院占比饼图。自行设置颜色，二级医院部分突出，百分比保留小数点后 1 位，带阴影。

保存文件名为"实验 12-1.py"。

2. 实验 12-2：五省各级医院比例饼图

在实验 12-1 的基础上，统一显示五省的各级医院占比饼图。

设置绘图对象大小为 10 英寸×5 英寸，将绘图对象划分为 2 行 3 列共 6 个子区域，把每个省的各级医院占比饼图依次显示在前 5 个子区域中。三级医院部分突出，其余设置和实验 12-1 的要求一致。

保存文件名为"实验 12-2.py"。

【实验指导】

1. 实验 12-1：实验指导

（1）实验操作步骤

1）在该工程下创建 Python 文件，命名为"实验 12-1.py"，复制 hospital.csv 文件到当前工程文件夹中。

2）本实验结合 pandas 操作与绘图。饼图的绘制语法相对简单，难点主要是数据及各个参数值的设定，注意以下几点：

第一，饼图显示的是各组成部分的百分比，但是并不需要提前计算。pie() 函数在绘图时会自动对各组成数据的值求和并计算各部分占比。

第二，原数据共有 5 列，只需要前 4 列，要对数据集切片。

第三，用户输入的省份如何在 index 中查询的方式，需要使用 DataFrame.loc 索引。

（2）参考代码

```
import matplotlib.pyplot as plt
import pandas as pd
# 中文显示字体设置
plt.rcParams['font.family']='SimSun'
# 获取数据
hospital=pd.read_csv("hospital.csv", encoding="gbk")   # 读取数据文件
```

```
hospital.set_index("省份", inplace=True)   # 重设 index
province=input("请输入省名")   # 接受用户输入的省名
data=hospital.loc[province][0:4]   # 通过省名获取对应的数据
pieLabel=hospital.columns[0:4]   # 获取 columns 名作为饼图标签
pieColor=["r", "g", "pink", "y"]   # 设定颜色列表
pieExplode=[0, 0.1, 0, 0] # 设定突出值列表
# 绘制饼图
plt.pie(data, explode=pieExplode,
        labels=pieLabel, colors=pieColor,
        autopct="%.1f%%", shadow=True) # 调用 pie 函数绘图
# 图形设置
plt.title(province + "各级医院比例") # 添加图形标题
# 显示图形
plt.show()
```

（3）实验结果：程序运行后等待用户输入，假设用户输入"江苏"。

请输入省名江苏。

输出图形如图 12-1 所示。

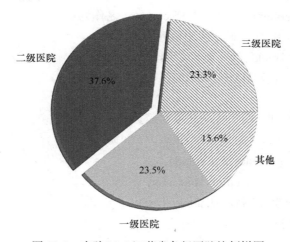

图 12-1　实验 12-1 江苏省各级医院比例饼图

（4）实验分析：从图 12-1 中可以清楚地查看到江苏省各级医院占比。每次运行后输入不同的省名，结果都会不一样。

本实验没有考虑用户输入错误的处理，读者可以尝试修改代码，添加 try…except 语句。

2. 实验 12-2：实验指导

（1）实验操作步骤

在该工程下创建 Python 文件，命名为"实验 12-2.py"，复制 hospital.csv 文件到当前工程文件夹中。

本实验的基本绘图手段和实验 12-1 一致，区别在于需要依次获得五个省的数据。大致的流程为：

1）获取第 1 组数据。

2）创建第 1 个子绘图区。

3）绘制第 1 个饼图。

4）添加第 1 个饼图对应的标题。

5）然后获取第 2 组数据，从第 1 步开始再执行一遍。

6）显然使用循环来解决问题是必要的手段。

（2）参考代码

```
import matplotlib.pyplot as plt
import pandas as pd
# 中文显示字体设置
plt.rcParams['font.family']='SimSun'
# 创建绘图对象并设置大小
plt.figure(figsize=(10, 5))
# 获取数据
hospital=pd.read_csv("hospital.csv", encoding="gbk") # 读取数据文件
hospital.set_index("省份", inplace=True) # 重设 index
# 设定各参数列表
pieLabel=hospital.columns[0:4] # 获取 columns 名作为饼图标签
pieExplode=[0.1, 0, 0, 0] # 设定突出值列表
pieColor=["r", "g", "pink", "y"] # 设定颜色列表
# 使用循环创建子区域并绘制相应饼图
for i in range（5）:
    data_pie=hospital.iloc[i, 0:4] # 获取对应数据
    plt.subplot(2, 3, i+1) # 创建子绘图区
    plt.pie(data_pie, explode=pieExplode,
            labels=pieLabel, colors=pieColor,
            autopct="%.1f%%", shadow=True)
    plt.title(hospital.index[i]) # 添加标题
# 图形设置
# 显示图形
plt.show()
```

（3）实验结果：运行结果截图如图 12-2 所示。

（4）实验分析：利用子绘图区可以在一个绘图对象中展示多个统计图。如果均为同类统计图，可以采用类似的方法利用循环完成。但需要注意的是，如果子绘图区太多，反而会使整体外观变得杂乱，影响观察。

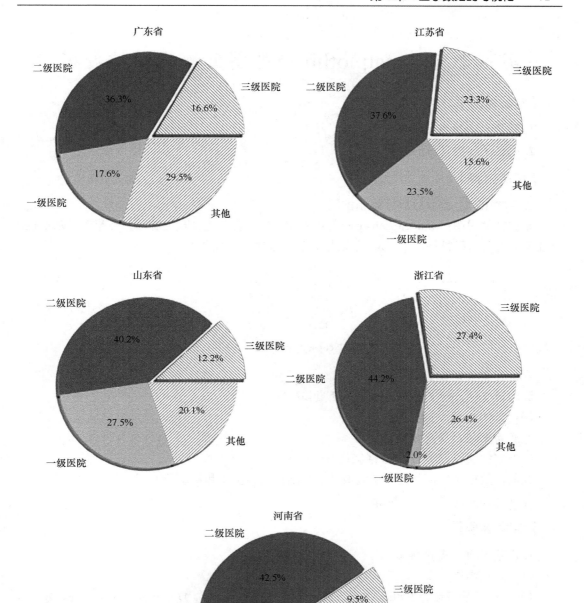

图 12-2　实验 12-2 五省各级医院占比饼图

实验十三 matplotlib 箱型图可视化医学数据

【实验目的】

1. 熟悉 boxplot() 函数的使用。

2. 熟悉子绘图区域的使用。

【实验内容】

1. 实验 13-1：男女性肺活量箱型图

数据文件说明：vital_capacity.csv 文件中保存的是在某次体检的肺活量结果中，从男性、女性受检者各自随机抽取的 1500 条数据。部分数据文件如图 13-1 所示。

女性	男性
2598	4141
3608	3788
4501	4500
3011	4092

图 13-1　vital_capacity.csv 文件示意图（部分）

女性和男性列各 1500 行数据。

读取该文件，绘制男性、女性肺活量箱型图。

保存文件名为"实验 13-1.py"。

2. 实验 13-2：身高体重箱型图

数据文件使用图 11-1 的数据文件 body.csv。

读取该数据文件，分两个子区域分别绘制身高箱型图和体重箱型图。

保存文件名为"实验 13-2.py"。

【实验指导】

1. 实验 13-1：实验指导

（1）实验操作步骤

1）在该工程下创建 Python 文件，命名为"实验 13-1.py"，复制 vital_capacity.csv 文件到当前工程文件夹中。

2）本实验和理论教材的案例类似，请参考。

（2）参考代码

```
import matplotlib.pyplot as plt
import numpy as np
# 中文显示字体设置
plt.rcParams['font.family']='SimSun'
# 获取数据
VC=np.loadtxt("vital_capacity.csv", dtype="int",
              skiprows=1, delimiter=",")
boxLabel=["女性","男性"]   # 设定 X 轴标签
```

```
# 绘制箱型图
plt.boxplot(VC, labels=boxLabel)
# 图形设置
plt.title("男性、女性肺活量箱型图")　# 添加图形标题
plt.ylabel("毫升")　# 添加 Y 轴标签
# 显示图形
plt.show()
```

（3）实验结果：运行结果截图如图 13-2 所示。

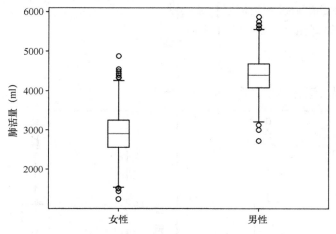

图 13-2　实验 13-1 男性、女性肺活量箱型图

（4）实验分析：从结果可以看出，这批受检者数据中，平均值都较高，而且男性肺活量明显高于女性。已知正常男性的肺活量是 3500ml，女性的肺活量是 2500ml。这组数据都大大超过了标准。研究者从数据中获得这个信息后，可以进一步对数据进行分析，找出这种现象的原因。例如可能受检者都是运动员，或者可能存在仪器故障。

2. 实验 13-2：实验指导

（1）实验操作步骤

1）在该工程下创建 Python 文件，命名为"实验 13-2.py"，复制 body.csv 文件到当前工程文件夹中。

2）身高和体重数据是不同类别的数据，因此通常不会放在同一个统计图中展示。为了能同时展示这两类数据，需要划分子绘图区，在不同的子绘图区中作图。

（2）参考代码

```
import matplotlib.pyplot as plt
import numpy as np
# 中文显示字体设置
plt.rcParams['font.family']='SimSun'
# 获取数据
data=np.loadtxt("body.csv", dtype="int",
                skiprows=1, delimiter=", ")
```

```
height=data[:, 1]
weight=data[:, 2]
# 绘制身高箱型图
plt.subplot(121) # 创建第 1 个子绘图区
plt.boxplot(height, labels=["身高"]) # 绘图
plt.title("身高箱型图") # 添加图形标题
# 绘制体重箱型图
plt.subplot(122) # 创建第 2 个子绘图区
plt.boxplot(weight, labels=["体重"]) # 绘图
plt.title("体重箱型图") # 添加图形标题
# 显示图形
plt.show()
```

（3）实验结果：运行结果截图如图 13-3 所示。

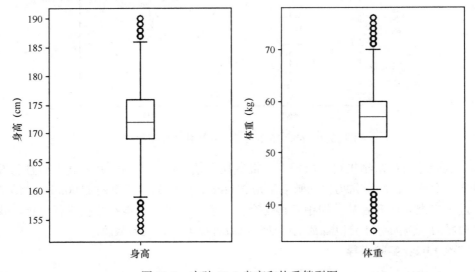

图 13-3　实验 13-2 身高和体重箱型图

（4）实验分析：子绘图区域的设定可以在一个绘图对象中创建不同的图形。对于多种统计图的展示有很好的效果。读者可以自行修改代码，改为上下两个子绘图区观察效果。

实验十四　seaborn 柱状图可视化医学数据

【实验目的】

1. 熟悉 catplot() 函数的使用。

2. 熟悉绘图对象属性设置的使用。

【实验内容】

实验 14-1：发达国家和发展中国家新增癌症患病人数统计图

某年国际癌症研究中心公布了 7 种不同癌症在发达国家和发展中国家的当年新增人数，如表 14-1 所示（worldcancer1.csv）。不同癌症的发病人数在发达国家和发展中国家呈较大差异。根据 csv 文件的编码格式读取文件，绘制对比不同癌症在发达国家和发展中国家新增人数的多分类柱形图。要求绘图对象设置为 15 英寸×8 英寸，使用配对色调色盘定制颜色。数据保存在 14-1.csv 文件中，GBK 格式，读入数据运行程序得出结果，保存文件名为"实验 14-1.py"，得到结果如表 14-1 所示。

表 14-1　某年 7 种癌症分别在发达国家和发展中国家的当年新增人数

癌症种类	国家类型	新增人数
前列腺癌	发达国家	758 700
结肠癌	发达国家	398 900
肺癌	发达国家	490 300
胃癌	发达国家	175 100
非霍奇金淋巴瘤	发达国家	101 900
膀胱癌	发达国家	196 100
肝癌	发达国家	92 000
前列腺癌	发展中国家	353 000
结肠癌	发展中国家	347 400
肺癌	发展中国家	751 300
胃癌	发展中国家	456 200
非霍奇金淋巴瘤	发展中国家	115 800
膀胱癌	发展中国家	134 300
肝癌	发展中国家	462 400

【实验指导】

实验 14-1：实验指导

（1）实验操作步骤

1）使用 pip 工具安装 seaborn。

2）在该工程下创建 Python 文件，命名为"实验 14-1.py"，复制 worldcancer1.csv 文件到当前工程文件夹中。

3）本实验结合 pandas 操作与绘图。seaborn 的语法相对简单，难点主要是数据及各个参数值的设定。catplot() 函数的参数 x 和 y 分别指定 X 轴和 Y 轴上对应的数据列，当数据列中存储的是枚举型数据时，对应的轴会根据枚举元素绘制刻度标签，kind 参数选择绘图类型，palette 参数选择调色盘。

（2）参考代码

```
import pandas as pd        # 导入所需的模块
import matplotlib.pyplot as plt
import seaborn as sns
# 用宋体显示中文，并设置画布大小
sns.set(rc={'figure.figsize': (15, 8), 'font.sans-serif': ['simsun']})
# 读取数据，编码格式为 GBK
df=pd.read_csv('worldcancer1.csv', sep=' ,', encoding="GBK")
# 使用 df 变量中的数据绘制柱形图，柱高为癌症患者新增人数，X 轴刻度为癌症种类
#hue 参数设置以 '国家类型' 列为标签分组，使发展中和发达国家数据分别用不同
# 颜色的柱子表示
sns.catplot(y='新增人数', x='癌症种类', hue='国家类型', data=df,
    kind='bar', palette=sns.color_palette("Paired"))
plt.show()
```

（3）实验结果：运行结果截图如图 14-1 所示。

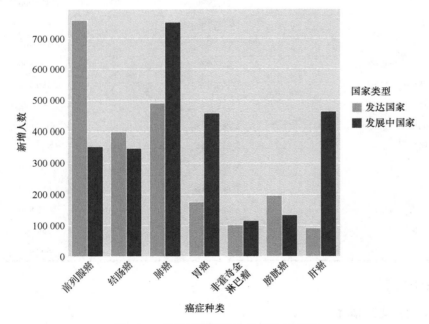

图 14-1 部分癌症新增人数对比柱形图

（4）实验分析：从结果可以看出，发展中国家的新增肝癌、肺癌和胃癌患者明显高于发达国家。发达国家新增前列腺癌人数明显高于发展中国家。

实验十五 seaborn 散点图可视化医学数据

【实验目的】

1. 熟悉 scatterplot() 函数的使用。

2. 熟悉绘图对象属性设置的使用。

【实验内容】

实验 15-1：某时间段内 10 个国家的新型冠状病毒感染（COVID-19）死亡和治愈人数散点图

2020 年某时间段内有 10 个国家因 COVID-19 确诊、死亡和治愈的人数被记录了下来，如表 15-1 所示。因 COVID-19 死亡和治愈的人数在不同国家呈较大差异。根据 csv 文件的编码格式读取文件，使用散点图绘制出每个国家的 COVID-19 死亡和治愈的数据。要求绘图对象设置为 8 英寸×8 英寸，使用不同颜色的点绘制不同国家的数据，并且在图例中标示出。

样本示例如表 15-1 所示，数据保存在 COVID-19.csv 文件中，utf-8 格式，读入数据运行程序得出结果，保存文件名为"实验 15-1.py"，得到结果如图 15-1 所示。

表 15-1 某时间段内部分国家的新冠感染确诊、死亡和治愈人数

序号	国家	确诊人数	死亡人数	治愈人数
9	美国	677 146	34 641	56 159
168	西班牙	188 068	19 478	74 797
160	意大利	172 434	22 745	40 164
155	法国	147 969	18 681	34 420
8	德国	140 886	4 326	83 114
159	英国	108 692	14 576	622
2	中国	84 176	4 642	77 723
14	伊朗	79 494	4 958	54 064
143	土耳其	78 546	1 769	8 631
178	比利时	36 138	5 163	7 961

【实验指导】

实验 15-1：实验指导

（1）实验操作步骤

1）在该工程下创建 Python 文件，命名为"实验 15-1.py"，复制 COVID-19.csv 文件到当前工程文件夹中。

2）本实验结合 pandas 操作与绘图。seaborn 的语法相对简单，难点主要是数据及各个参数值的设定。scatterplot() 函数的参数 x 和 y 分别指定 X 轴和 Y 轴上对应的数据列，散点图根据参数 hue 指定的数据列的元素赋予散点不同颜色以示区分。

（2）参考代码

```
import pandas as pd
import matplotlib.pyplot as plt
import seaborn as sns
# 用宋体显示中文，并设置画布大小为 8 英寸×8 英寸
sns.set(rc={'figure.figsize': (8, 8), 'font.sans-serif': ['simsun']})
# 读取数据，编码格式为 utf-8
df=pd.read_csv('COVID-19.csv', sep=',', encoding="utf-8")
plt.title("某时间段内各国家的新冠感染死亡和治愈人数散点图") # 设置图片标题
# 使用 x 和 y 参数分别接收 df 变量中对应两列的数据，参数 hue 选择对数据进行
# 分类的列，并使用默认调色盘中不同的颜色显示
g=sns.scatterplot(x='total_dead', y='total_heal', hue="name", data=df)
plt.legend(loc="lower right") # 设置图例，使用 loc 参数将放在右下角的位置
plt.show()
```

（3）实验结果：运行结果截图如图 15-1 所示（彩图扫描二维码可见）。

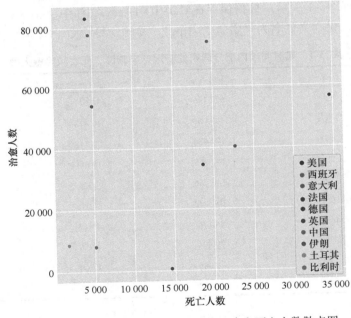

图 15-1　某时段内各国家的新冠感染治愈和死亡人数散点图

（4）实验分析：从结果可以看出各个国家的新冠感染死亡人数和治愈人数的对比情况。

实验十六　seaborn 小提琴图可视化医学数据

【实验目的】

1. 熟悉 catplot() 函数的使用。

2. 熟悉绘图对象属性设置的使用。

【实验内容】

实验 16-1：美国某年某市成人的性别、吸烟与否和医疗花费之间关系的小提琴图

某年美国某市的研究中心统计了本年本市成人的年龄、性别、BMI、吸烟与否、居住区域和医疗花费情况，如表 16-1 所示。为了了解不同性别、是否吸烟的成人的医疗花费分布情况，可使用小提琴图绘制出其对比分布关系。数据保存在 insurance.csv 文件中，读入数据运行程序得出结果，保存文件名为"实验 16-1.py"，得到结果如图 16-1 所示。

表 16-1　美国某年某市成人的医疗花销信息

age（年龄）	sex（性别）	BMI	children（子女）	smoker（吸烟者）	region（区域）	charges（费用）
19	female	27.9	0	yes	southwest	16 884.924
18	male	33.77	1	no	southeast	1 725.552 3
28	male	33	3	no	southeast	4 449.462
33	male	22.705	0	no	northwest	21 984.470 61
32	male	28.88	0	no	northwest	3 866.855 2

【实验指导】

实验 16-1：实验指导

（1）实验操作步骤

1）在该工程下创建 Python 文件，命名为"实验 16-1.py"，复制 insurance.csv 文件到当前工程文件夹中（如果存在则忽略）。

2）本实验结合 pandas 操作与绘图。seaborn 的语法相对简单，难点主要是数据及各个参数值的设定。catplot() 函数的参数 x 和 y 分别指定 X 轴和 Y 轴上对应的数据列，inner 参数选择用不同的风格展示数据具体分布，kind 参数选择绘图类型，palette 参数选择调色盘。

（2）参考代码

```
import pandas as pd
import seaborn as sns
import matplotlib.pyplot as plt
# 用宋体显示中文，并设置画布风格
sns.set_style('whitegrid', {'font.sans-serif': ['simsun']})
insDF=pd.read_csv('insurance.csv') # 读取数据
#kind 参数选择小提琴图，Y 轴为医疗花费，X 轴刻度标记为是否吸烟
```

#hue 参数选择性别为数据分类标签，inner 参数选择用显示四分位线

#palette 参数选择配对调色盘

ax=sns.catplot(x='smoker', y='charges', data=insDF, hue="sex",

       kind='violin', split=True, inner="quartile",

       palette=sns.color_palette('Paired'))

使用图级函数设置图片标题

ax.fig.suptitle("美国某年某市居民的性别、吸烟与否和医疗花费的小提琴图")

plt.show()

（3）实验结果：运行结果截图如图 16-1 所示。

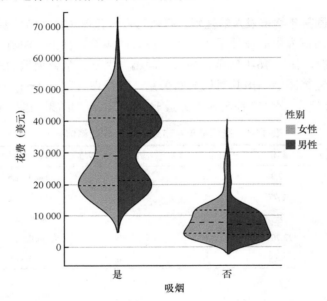

图 16-1　美国某地居民性别、吸烟与否与医疗花费小提琴图

（4）实验分析：从结果可以看出，吸烟人群的医疗花费分布明显高于不吸烟人群，男性吸烟者的医疗花费中位数明显高于女性吸烟者。

实验十七　seaborn 分布图可视化医学数据

【实验目的】

1. 熟悉 displot() 函数的使用。

2. 熟悉绘图对象属性设置的使用。

【实验内容】

实验 17-1：美国某年某市成人的 BMI 和医疗花费之间关系的分布图

继续使用表 16-1。为了了解 BMI 和医疗花费之间分布情况，可使用双变量分布图绘制出其对比分布关系。数据保存在 insurance.csv 文件中，读入数据运行程序得出结果，保存文件名为"实验 17-1.py"，得到分布图。

【实验指导】

实验 17-1：实验指导

（1）实验操作步骤

1）在该工程下创建 Python 文件，命名为"实验 17-1.py"，复制 insurance.csv 文件到当前工程文件夹中（如果存在则忽略）。

2）本实验结合 pandas 的操作与绘图。seaborn 的语法相对简单，难点主要是数据及各个参数值的设定。displot() 函数的参数 x 和 y 分别指定 X 轴和 Y 轴上对应的数据列，inner 参数选择用不同的风格展示数据具体分布，kind 参数选择绘图类型，palette 参数选择调色盘。

（2）参考代码

```
import pandas as pd
import seaborn as sns
import matplotlib.pyplot as plt
# 用宋体显示中文，并设置画布风格
sns.set_style('whitegrid', {'font.sans-serif': ['simsun']})
insDF=pd.read_csv('insurance.csv') # 读取数据
# 使用 insDF 中的数据画双变量分布图，Y 轴为医疗花费，X 轴为 BMI
ax=sns.displot(x='bmi', y='charges', data=insDF)
# 使用图级函数设置图片标题
ax.fig.suptitle("美国某年某市居民的 BMI 和医疗花费的分布图")
plt.show()
```

（3）实验结果：运行结果截图如图 17-1 所示。

（4）实验分析：从结果可以看出，当地居民的 BMI 和医疗花费之间的关系，绝大部分人的医疗花费在 10 000 美元以下。

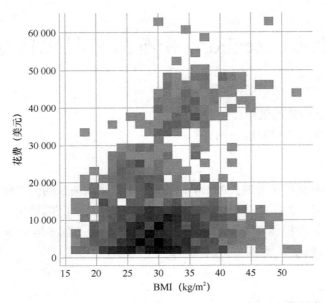

图 17-1　美国某地居民的 BMI 和医疗花费分布图

实验十八　pyecharts 统计图可视化医学数据

【实验目的】

1. 熟悉利用 pyecharts 绘图的基本步骤。

2. 熟悉 figure() 函数的使用。

3. 熟悉 plot() 函数绘图的使用。

4. 熟悉绘图对象属性设置的使用。

【实验内容】

实验 18-1：使用 pyecharts 制作中国 AIDS 患者统计图

采用实验 8-1 的数据文件 AIDS_data.csv，使用 pyecharts 制作折线图。

【实验指导】

实验 18-1：实验指导

（1）实验操作步骤

1）使用 pip 工具安装 pyecharts。

2）在该工程下创建 Python 文件，命名为"实验 18-1.py"，复制 AIDS_data.csv 文件到当前文件夹下面。

3）本实验利用实验 8-1 的数据文件制作折线图。可以从参考代码、运行结果等多方面理解 matplotlib 和 pyecharts 两种数据可视化库在使用上的区别。综合来说，matplotlib 用法相对简单，代码行数较少，但是绘图效果从美观程度上稍差，而且是静态图像；pyecharts 使用较为复杂，代码行数多，绘图效果相对较美观，可以输出为动态网页。

（2）参考代码

```python
# 导入库
from pyecharts import options as opts
from pyecharts.charts import Line
import numpy as np
# 产生横纵坐标数据
datas=np.loadtxt("AIDS_data.csv", dtype=int,
                skiprows=1, delimiter=",")
y1=datas[:, 0].tolist()    # 切片获得第 1 条折线的数据
y2=datas[:, 1].tolist()    # 切片获得第 2 条折线的数据
y3=datas[:, 2].tolist()    # 切片获得第 3 条折线的数据
x=["2012", "2013", "2014", "2015", "2016", "2017"]    # 产生横坐标数据值
# 创建绘图对象
AIDS=Line()
# 添加 X 轴数据
AIDS.add_xaxis(xaxis_data=x)
```

```
# 绘制第 1 条折线
AIDS.add_yaxis(series_name="发病数", y_axis=y1,
            symbol="circle", symbol_size=15,
            linestyle_opts=opts.LineStyleOpts(
                color="red", width=2, type_="solid"))
# 绘制第 2 条折线
AIDS.add_yaxis(series_name="既往感染者转为患者", y_axis=y2,
            symbol="rect", symbol_size=10,
            linestyle_opts=opts.LineStyleOpts(
                color="blue", width=3, type_="dashed"))
# 绘制第 3 条折线
AIDS.add_yaxis(series_name="死亡数", y_axis=y3,
            symbol="diamond", symbol_size=10,
            linestyle_opts=opts.LineStyleOpts(
                color="black", width=4, type_="dotted"))
# 全局设置
AIDS.set_global_opts(title_opts=opts.TitleOpts(
                title="实验 4-11",
                subtitle="中国 AIDS 患者统计图"))
# 输出为动态网页
AIDS.render("AIDS_LINE.html")
```

（3）实验结果：生成一个名为 "AIDS_LINE.html" 的网页文件，使用浏览器打开该文件后结果如图 18-1 所示（彩图扫描二维码可见）。

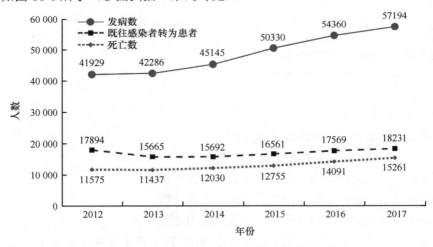

图 18-1　AIDS_LINE.html 网页文件示意图

（4）实验分析：比较利用 matplotlib.pyplot 绘图的实验 8-2 代码可以发现，使用 pyecharts 绘图明显代码更为复杂。主要差别有以下几点：

第一，pyecharts 暂时不支持 numpy 数组，因此所有的数据都需要先转换为列表才能使用。如果数据文件比较复杂，或者类似 Excel 文件之类必须用 pandas 处理的文件时，所需要的数据都必须进行转换，这增加了数据准备的复杂程度。

第二，pyecharts 的绘图步骤是对绘图对象进行配置。横坐标、纵坐标、线段形状等都需要在对应配置函数中设置相应的参数来实现。相对参数较为简单的 pyplot 而言，pyecharts 的每个配置项参数都比较复杂。这也使得 pyecharts 的用法更为复杂。

但是从结果来看，pyecharts 生成的是动态网页。以本实验结果来说，用户当鼠标移动到某个数据点时，会自动出现该数据点所在的折线名称以及对应的横坐标数据和纵坐标数据。当指向到图例中某个选项时，对应的折线也会加粗显示。而且可以点击使得某条折线显示或隐藏。这些都是 matplotlib 的静态图像无法做到的。在互联网日益发达的今天，这种交互式的动态网页无疑在很多时候能够更好地体现数据可视化。

第5章 医学图像处理

医学图像是医学影像设备产生的图像信息，它在疾病的诊断中具有重要的作用，是临床中疾病形态学诊断和功能性诊断的重要依据。所谓医学图像处理是指医学成像的处理技术和医学图像后处理技术。临床上常见的医学影像设备主要包括 X 射线、超声、计算机断层成像（computed tomography，CT）、磁共振成像（magnetic resonance imaging，MRI）、光学相干断层扫描（optical coherence tomography，OCT）、各种内镜等设备，根据其成像特点，有不同的临床应用场景和处理方法，特别是医学图像后处理技术，可能影响疾病诊断的结果，常见的医学图像后处理技术包括医学图像的几何变换、图像增强、图像分割等技术，这些处理技术是医学图像诊断分析的基础。本章包括丰富的医学图像处理案例，每个案例均有相关的操作步骤及相关参考代码，有助于学生对医学图像处理的理解和掌握，同时通过学习这些医学案例，学生可以举一反三和触类旁通解决其他医学图像处理问题。

实验十九 医学图像的读取与显示

【实验目的】

1. 掌握 OpenCV 的 imread() 函数读取 *.jpg 等常见医学图像格式文件操作。
2. 掌握 OpenCV 的 resize() 函数改变图像大小的操作。
3. 掌握 matplotlib 显示图像的方法。
4. 掌握图像的像素操作和写入文件操作。
5. 掌握颜色空间和颜色通道相关操作。

【实验内容】

1. 实验 19-1：医学图像的读取、显示与改变大小的操作

现有颅骨图像（文件名为：head.png）、手腕骨图像（文件名为：hand.png）、冠状动脉造影图像（文件名为：coronaryArtery.png）、牙科图像（文件名为：mandible.jpg），所有图像文件均保存在当前项目的文件目录中，编程实现：

1）4 幅医学图像的读取。

2）尺寸改变，所有 4 幅图像的尺寸都统一变为 256×256。

3）这 4 幅图像按照 2 行 2 列的形式显示（调用 matplotlib 库）。

2. 实验 19-2：DICOM 医学图像的读取与显示

DICOM 标准是一套医学数字成像和通信标准，定义了医学影像图像的采集、归档、通信、显示及查询等几乎所有信息交换的协议。该标准有效地推动了不同医学影像设备厂商的设备间医学数字图像信息通信标准的建立，促进了影像归档与通信系统（picture archiving and communication system，PACS）的发展，使得医院影像科室把日常产生的各种医学影像图像（包括 MRI、CT、超声、各种 X 线机、各种红外仪、内镜、OCT 设备等图像）以数字化的方式存储起来，通过 DICOM 标准及接口等方式可以有效与医院信息系统（HIS）、放射信息系统（RIS）、实验室信息系统（LIS）进行通信。现有一肺部 CT 的 DICOM 图像，保存在当前项目的文件夹中，编程实现其读取与显示。

3. 实验 19-3：医学图像的尺寸调整和像素值改变

现有手腕骨图像（文件名为：hand.png），请以灰度的方式打开该图像 myGrey，改变 myGrey 图像的尺寸，变为 256×50 长条形；把 myGrey 图像的副本赋值给 myGrey1，把 myGrey1 图像第一列的像素赋值为 0，第二列的像素赋值为 1，……第 256 列的像素赋值为 255（从左到右逐渐由黑变白）；采用相同的方法，以 w 的列宽度，把图像副本的前 w 列的像素赋值为 2，第二个 w 列赋值为 $2w$，……，不足 w 列的像素赋值为 255（其中 w 分别为 50、30、10）。把像素被新赋值的这些图像存储在当前工程文件中，并显示出来。第 5 个 50 列的像素赋值为 250，其余的列赋值为 255。

4. 实验 19-4：眼底图像 RGB 颜色空间、HSV 颜色空间及颜色通道演示

现有眼底图像（文件名为：eye.tif），请分别以默认彩色颜色空间和 HSV 颜色空间方式打开该图像，对打开的图像分别提取各颜色通道的图像，把各颜色通道的图像显示出来进行对比。

【实验指导】

1. 实验 19-1：医学图像的读取、显示与改变大小的操作

（1）实验步骤

1）首先在磁盘的"D: 盘"上创建"个人代码"文件夹，以"姓名"或者"学号"命名（如果已经创建则忽略），然后在个人代码文件夹下面创建一个名字为"chapter5"的子文件夹。启动 PyCharm，进入 Python 运行环境。本书约定所有的工程文件均存储在"个人代码"文件夹中，每一章创建一个工程，系统会为每个工程创建一个子文件夹，该工程下每个实验的程序文件及需要的数据文件或者图像文件均存储在工程文件夹下面。

使用 PyCharm 新建一个"project"，取名为"chapter5"。本章实验的所有脚本文件均存放在这个项目内。需要读取的数据文件与脚本文件均放到"chapter5"文件夹内。然后新建一个 Python 文件，文件命名为"实验 19-1"。

2）通过"文件"→"设置"菜单，查看当前解释器中是否已经安装了 opencv-python 包，如果没有找到如图 19-1 框里所示的"opencv-python"信息，则表示没有安装 opencv-python 包，可以通过 pip install opencv-python 命令行安装。

3）复制颅骨图像（文件名为：head.png）、手腕骨图像（文件名为：hand.png）、冠状动脉造影图像（文件名为：coronaryArtery.png）、牙科图像（文件名为：mandible.jpg）到工程所在的目录中。

4）读取 4 幅医学图像可以调用 opencv-python 包中的 imread() 函数实现；调用 resize() 函数改变图像大小；显示可以通过 matplotlib 库相关函数来实现。其参考代码如下：

（2）参考代码

```
import cv2 as cv
import matplotlib.pyplot as plt
# 四幅需加载的图像文件名，存于当前工程所在目录下
headFileName="head.png"
```

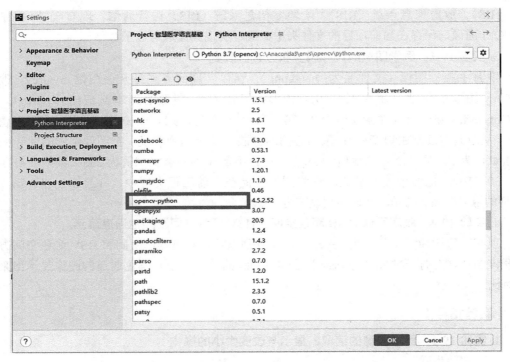

图 19-1　检查 opencv-python 包安装情况

```
handFileName="hand.png"
heartFileName="coronaryArtery.png"
toothFileName="mandible.jpg"
#imread 函数读取图像文件
headImage=cv.imread(headFileName)
handImage=cv.imread(handFileName)
heartImage=cv.imread(heartFileName)
toothImage=cv.imread(toothFileName)
#resize 函数把每幅图像的尺寸都改变为 256*256
headImage=cv.resize(headImage, (256, 256))
handImage=cv.resize(handImage, (256, 256))
heartImage=cv.resize(heartImage, (256, 256))
toothImage=cv.resize(toothImage, (256, 256))
# 以 2*2 矩阵的形式显示 4 幅图像
plt.subplot(221)
plt.subplot(221)
plt.title("headImage")
plt.imshow(headImage )
plt.subplot(222)
plt.axis('off')
```

```
plt.title("handImage")
plt.imshow(handImage )
plt.subplot(223)
plt.axis('off')
plt.title("heartImage")
plt.imshow(heartImage )
plt.subplot(224)
plt.axis('off')
plt.title("toothImage")
plt.imshow(toothImage )
plt.show()
```

（3）实验结果：如图 19-2 所示。

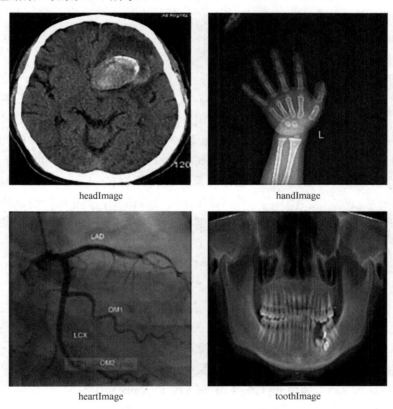

headImage   handImage

heartImage   toothImage

图 19-2　医学图像的读取与显示

（4）实验分析：如果没有安装 opencv-python 包，可以从清华镜像安装，命令如下：

pip install opencv-python-i https://pypi.tuna.tsinghua.edu.cn/simple

opencv 的 imread 函数可以读取各种类型的图像文件，包括 jpeg、tif、png 等。

2. 实验 19-2：DICOM 医学图像的读取与显示

（1）实验步骤

1）在当前项目中，新建一个 Python 文件，文件命名为“实验 19-2.py”。

2）目前 OpenCV 暂不支持对 *.dcm 文件的读取，但是 DICOM 医学图像的读取可以通过 pydicom 实现，其安装命令如下：

pip install pydicom==1.2.2

3）DICOM 医学影像文件的读取与显示。

（2）参考代码

```
# 导入 pydicom 等库
import pydicom
import matplotlib.pyplot as plt
fileName="ct.dcm"
# 读取 dicom 图像文件
srcImg=pydicom.read_file(fileName)
# 输出显示 dicom 对象 srcImg 的图像数据，以灰度图像的形式
plt.imshow(srcImg.pixel_array, cmap="gray")
plt.axis('off')
plt.show()
```

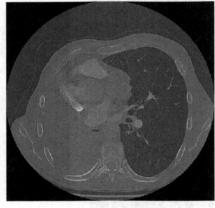

图 19-3　*.dcm 医学图像的读取与显示

（3）实验结果：如图 19-3 所示。

（4）实验分析：DICOM 图像是医学图像和相关信息的国际标准，请自行百度学习 DICOM 相关知识。pydicom 是 Python 处理 DICOM 图像的相关模块，其 read_file() 函数读取 DICOM 文件并返回一个 DICOM 图像对象，该对象的 pixel_array 属性即是图像数据，可以使用图形处理模块 pyplot 进行输出显示。

3. 实验 19-3：医学图像的尺寸调整和像素值改变

（1）实验步骤

1）在当前项目中，新建一个 Python 文件，文件命名为 "实验 19-3.py"。

2）把 hand.png 文件赋值到当前工程文件夹中。

3）通过 cv.resize() 函数把图像尺寸变为 256×50，为了后面 3 次改变图像像素值，一般不在原图像上操作，复制原图像的副本进行像素操作。

4）把复制品 myGrey1 图像的第一列的像素赋值为 0，第二列的像素赋值为 1，……第 256 列的像素赋值为 255，调用 myGrey1.itemset((y, x), value) 函数。

（2）参考代码

```
import cv2 as cv
import matplotlib.pyplot as plt
handFileName="hand.png"
# 以灰度方式打开图像（单颜色通道）
myGrey=cv.imread(handFileName, flags=cv.IMREAD_GRAYSCALE)
# 改变图像的尺寸，变为 256*50 长条形
myGrey=cv.resize(myGrey, (256, 50))
```

```
# 获得图像的高，宽
h, w=myGrey.shape
# 把 myGrey 图像的副本赋值给 myGrey1
myGrey1=myGrey.copy()
# 把 myGrey1 图像的第一列的像素赋值为 0，第二列为 1，……第 256 列的像素赋值为 255
for iw in range(0, w):
    for ih in range(0, h):
        myGrey1.itemset((ih, iw), iw)
#myGrey1 图像存储在当前工程文件夹里，文件名为 grayGradualChange1.jpg
cv.imwrite("grayGradualChange1.jpg", myGrey1)
# 把 myGrey 图像的副本赋值给 myGrey2
myGrey2=myGrey.copy()
# 把 myGrey2 图像的前 50 列的像素赋值为 50，第二个 50 列赋值为 100，……
# 第五个 50 列的像素赋值为 250，其余的列赋值为 255
for iw in range(0, w):
    for ih in range(0, h):
        v=(iw//50+1)*50
        if v>255:
            v=255
        myGrey2.itemset((ih, iw), v)
cv.imwrite("grayGradualChange2.jpg", myGrey2)
myGrey3=myGrey.copy()
# 把 myGrey2 图像的前 30 列的像素赋值为 30，第二个 30 列赋值为 60，……
# 第八个 30 列的像素赋值为 240，其余的列赋值为 255
for iw in range(0, w):
    for ih in range(0, h):
        v=(iw//30+1)*30
        if v>255:
            v=255
        myGrey3.itemset((ih, iw), v)
cv.imwrite("grayGradualChange3.jpg", myGrey3)
myGrey4=myGrey.copy()
# 把 myGrey2 图像的前 10 列的像素赋值为 10，第二个 10 列赋值为 20，……
# 第二十五个 10 列的像素赋值为 250，其余的列赋值为 255
for iw in range(0, w):
    for ih in range(0, h):
        v=(iw//10+1)*10
        if v>255:
            v=255
```

```
        myGrey4.itemset((ih, iw), v)
cv.imwrite("grayGradualChange4.jpg", myGrey4)
# 显示像素值被重新赋值后的条纹图
plt.subplot(221)
plt.title("间隔 1 个像素")
plt.imshow(myGrey1, cmap="gray")
plt.subplot(222)
plt.title("间隔 50 个像素")
plt.imshow(myGrey2, cmap="gray")
plt.subplot(223)
plt.title("间隔 30 个像素")
plt.imshow(myGrey3, cmap="gray")
plt.subplot(224)
plt.title("间隔 10 个像素")
plt.imshow(myGrey4, cmap="gray")
plt.show()
```

（3）实验结果：如图 19-4 所示。

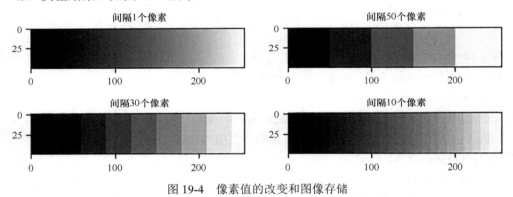

图 19-4　像素值的改变和图像存储

（4）实验分析：对于图像写入文件，可用 OpenCV 的 cv.imwrite(文件名, 图像) 函数实现，像素的改变可以调用 numpy.itemset((h, w), value) 函数实现，也可以采用理论教材中 image[h, w]=value 方式实现，请比较和感受两种方式程序运行时间的差异，特别是图像像素比较大的情况。

4. 实验 19-4：眼底图像 RGB 颜色空间、HSV 颜色空间及颜色通道演示

（1）实验步骤

1）在当前项目中，新建一个 Python 文件，文件命名为"实验 19-4.py"。

2）把 eye.tif 眼底图像文件赋值到当前工程文件夹中。

3）通过 cv.split() 函数分离出各颜色通道的图像。

4）把源图像及各颜色通道的图像显示出来进行对比。

（2）参考代码

```
import cv2 as cv
```

```python
import matplotlib.pyplot as plt
eyeFileName="eye.tif"  # 眼底图像
# 以 RGB 颜色空间方式打开图像
BGRImage=cv.imread(eyeFileName)
# 以 hsv 颜色空间方式打开图像
HSVImage=cv.imread(eyeFileName, flags=cv.COLOR_BGR2HSV)
'''
    HSV(hue, saturation, value) 颜色空间
    H (Hue) 色度 : [0, 360]
    S (Saturation) 饱和度，即色彩纯净度，0 饱和度为白色
    V (Value/Brightness): 明亮度 0 明度为纯黑色
    在 OpenCV 中，颜色范围：
    H=[0, 179]
    S=[0, 255]
    V=[0, 255]
'''
# 把 RGB 颜色空间图像分离成三个颜色通道
b, g, r=cv.split(BGRImage)
# 把 HSV 颜色空间图像分离成三个颜色通道
h, s, v=cv.split(HSVImage)
plt.subplot(241)
plt.title("eyeImage")
plt.axis("off")
plt.imshow(BGRImage)
plt.subplot(242)
plt.title("b")
plt.axis("off")
plt.imshow(b, cmap='Blues')  # 颜色映射成蓝色
plt.subplot(243)
plt.title("g")
plt.axis("off")
plt.imshow(g, cmap='Greens')  # 颜色映射成绿色
plt.subplot(244)
plt.title("r")
plt.axis("off")
plt.imshow(r, cmap='Reds')  # 颜色映射成红色
plt.subplot(245)
plt.title("HSVImage")
plt.axis("off")
```

```
plt.imshow(HSVImage)
plt.subplot(246)
plt.title("H")
plt.axis("off")
plt.imshow(h, cmap="gray")
plt.subplot(247)
plt.title("S")
plt.axis("off")
plt.imshow(s, cmap="gray")
plt.subplot(248)
plt.title("V")
plt.axis("off")
plt.imshow(v, cmap="gray")
plt.show()
```

（3）实验结果：如图 19-5 所示（彩图扫描二维码可见）。

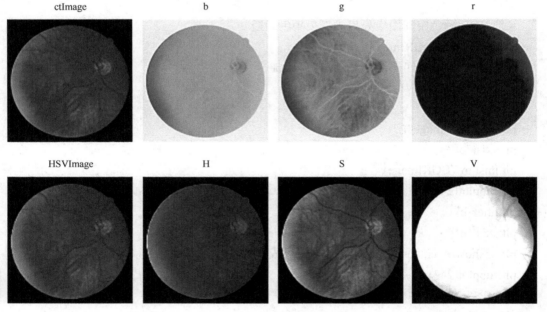

图 19-5 颜色空间及颜色通道

（4）实验分析：颜色空间按照基本构成可以分为两大类：基色颜色空间（如 RGB-红red，绿 green，蓝 blue）和色、亮分离颜色空间（如 HSV-色度 hue，饱和度 saturation，亮度 value）。以 RGB 颜色空间为例，RGB 颜色空间可以理解为：自然界的任何一种颜色都可以通过三种基本色［红（red）、绿（green）、蓝（blue）］组成，每个基色的灰度等级如果用 8 位二进制表示的话，灰度等级为 $2^8=256$，因此 3 个基本色混合表示的颜色总数为 $2^8 \times 2^8 \times 2^8 = 2^{24}$。OpenCV 带有的 cv.split() 能把不同颜色空间的彩色图像的颜色通道分割出来。如果需要把单通道的灰度图像合并按照不同的顺序合并成彩色图像，可以调用 cv.merge() 函数。

实验二十 医学图像几何操作、卷积、滤波

【实验目的】

1. 掌握医学图像的常见几何操作，如平移、旋转与翻转相应的方法函数。

2. 掌握医学图像的卷积操作函数及不同卷积核对应的不同效果。

3. 掌握医学图像的滤波操作函数及常用的滤波方式。

【实验内容】

1. 实验 20-1：医学图像的几何形变操作

准备任一常见的超声、CT 等医学图像，对其进行几种几何变形操作，包括平移、旋转和翻转，输出并比较变形结果。其中各种操作的要求或参数如下：

平移：水平方向移动 100 像素，垂直方向移动 50 像素，平移之后的空白使用默认颜色进行填充且保持结果图像尺寸不变。

旋转：围绕图像中心分别旋转 45°。

翻转：水平翻转。

2. 实验 20-2：医学图像的卷积与滤波操作

准备任一常见的超声、CT 等医学图像，对其进行卷积、滤波操作，输出并比较浮雕结果与高斯滤波效果。其卷积核或滤波核分别为：

锐化卷积核：[[−1, −1, −1], [−1, 9, −1], [−1, −1, −1]]

浮雕卷积核：[[−2, −1, 0], [−1, 1, 1], [0, 1, 2]]

高斯滤波核尺寸：5×5

【实验指导】

1. 实验 20-1：医学图像的几何形变操作

（1）实验步骤

1）新建一个 Python 文件，文件命名为"实验 20-1.py"；导入所需模块，如 numpy、matplotlib 及 OpenCV。

2）使用 OpenCV 的 imread 方法读入图片文件。

3）使用 numpy 产生平移矩阵，通过 warpAffine 方法平移图像并用白色填充空白。

4）使用 getRotationMatrix 得到旋转矩阵，通过 warpAffine 方法旋转图像并用白色填充空白。

5）使用 flip 方法水平翻转图像。

6）利用 subplot()、imshow() 等函数输入以上变形结果。

（2）参考代码

```
# 导入 OpenCV 等库
import numpy as np
import cv2 as cv, matplotlib
import matplotlib.pyplot as plt
```

```
matplotlib.rcParams['font.sans-serif']=['SimSun']  # 用宋体显示中文
fn="gall.jpg"
img=cv.imread(fn, 1)
# 平移：水平方向 x 移动 100 像素，垂直方向 y 移动 50 像素
x, y=[100, 50]
h, w=img.shape[:2]
# 产生平移矩阵
M1=np.float32([[1, 0, x], [0, 1, y]])
# 平移，空白填充白色
res1=cv.warpAffine(img, M1, (w, h), borderValue=(255, 255, 255))
# 旋转矩阵，(w/2, h/2) 表示图像中心，旋转 45 度
M2=cv.getRotationMatrix2D((w/2, h/2), 45, 1)
# 旋转，空白填充白色
res2=cv.warpAffine(img, M2, (w, h), borderValue=(255, 255, 255))
   # 水平翻转
res3=cv.flip(img, flipCode=1)
# 展示几何操作之后不同结果的图像
titles=['源图像', '平移', '45 度旋转', '水平翻转']
imgs=[img, res1, res2, res3]
for i in range(4):
    plt.subplot(2, 2, i+1)
    b, g, r=cv.split(imgs[i])
    imgs[i]=cv.merge([r, g, b])
    plt.imshow(imgs[i])
    plt.axis('off')
    plt.title(titles[i])
plt.show()
```

（3）实验结果：如图 20-1 所示。

源图像

平移

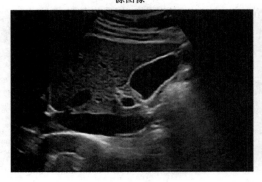
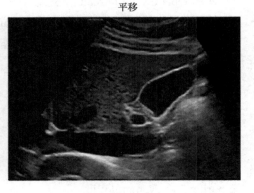

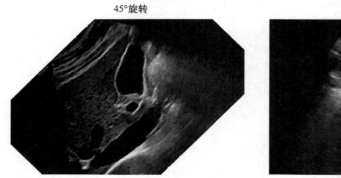
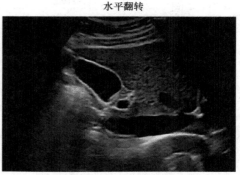

图 20-1 超声图像的平移、旋转和翻转

（4）实验分析：实验中使用 OpenCV 读取图像文件却使用 pyplot 输出图像的原因是将多个图像显示在一个窗口内从而达到输出比较的目的。值得注意的是 OpenCV 读取多通道图像是按照 B、G、R 的顺序，而 pyplot 输出是按 R、G、B 的顺序。所以本实验采用了先通过 split() 函数得到 B、G、R 各通道数据，然后使用 merge() 函数将其合成为 R、G、B 通道顺序的图像，最后才能正常显示。

2. 实验 20-2：医学图像的卷积与滤波操作

（1）实验步骤

1）新建一个 Python 文件，文件命名为"实验 20-2.py"；导入所需模块，如 numpy、matplotlib 及 OpenCV。

2）使用 OpenCV 的 imread 方法读入图片文件。

3）使用 numpy 创建锐化效果和浮雕效果的卷积核，通过 filter2D 函数进行图像卷积。

4）使用 GaussianBlur 对图像进行高斯滤波去噪。

5）利用 subplot()、imshow() 等函数输入以上结果。

（2）参考代码

```python
import numpy as np
import cv2 as cv
import matplotlib
import matplotlib.pyplot as plt
matplotlib.rcParams['font.sans-serif']=['SimSun']  # 用宋体显示中文
fn="brain.tif"
img=cv.imread(fn, 1)
kernel3x3h=np.array([[-1, -1, -1], [-1, 9, -1], [-1, -1, -1]])    # 锐化卷积核
kernelRidge=np.array([[-2, -1, 0], [-1, 1, 1], [0, 1, 2]])        # 浮雕卷积核
res1=cv.filter2D(img, ddepth=-1, kernel=kernel3x3h)      # 锐化效果
res2=cv.filter2D(img, -1, kernelRidge)                   # 浮雕效果
res3=cv.GaussianBlur(img, (5, 5), 1, 1)                  # 高斯滤波
# 展示卷积、滤波之后不同结果的图像
titles=['源图像', '锐化效果', '浮雕效果', '高斯滤波']
```

```
imgs=[img[:, :, ::-1], res1[:, :, ::-1], res2[:, :, ::-1], res3[:, :, ::-1]]
for i in range(4):
    plt.subplot(2, 2, i+1)
    plt.imshow(imgs[i])
    plt.axis('off')
    plt.title(titles[i])
plt.show()
```

（3）实验结果：如图 20-2 所示。

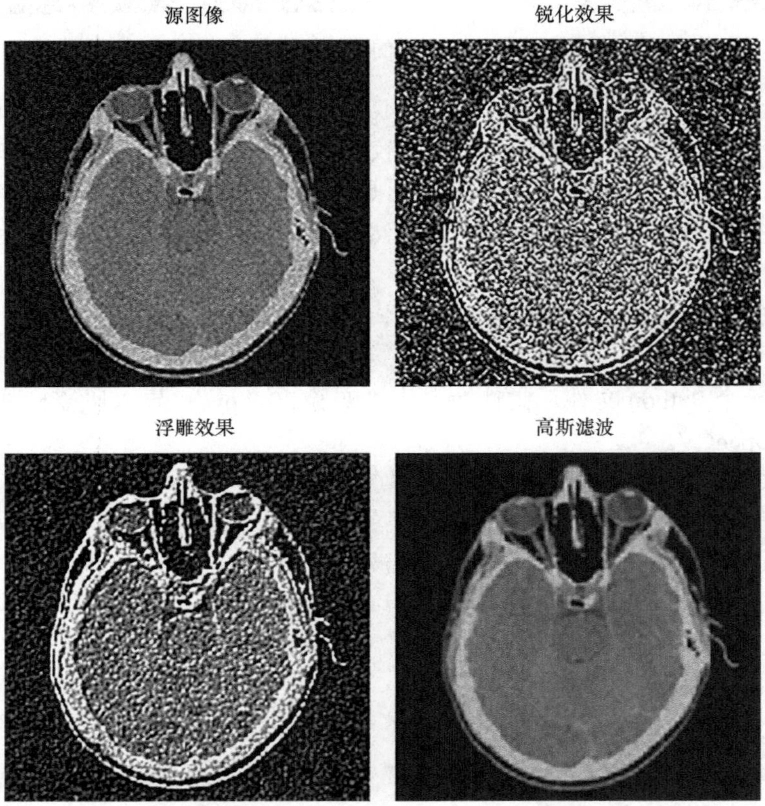

源图像　　　　　　　　　　　　　锐化效果

浮雕效果　　　　　　　　　　　　高斯滤波

图 20-2　脑部 CT 图像的浮雕效果与高斯滤波

（4）实验分析：代码中生成卷积核的参数是可以改变的，可根据调试运行的结果对参数的值进行调整，以达到预期的效果。从实验结果可以了解到卷积和滤波是有一些区别的：锐化与浮雕突出了图像的某些特征，如边缘或轮廓；高斯滤波则对图像整体进行了平滑，对某些变化突兀的像素进行了钝化。

实验二十一　医学图像增强

【实验目的】

1. 掌握医学图像灰度线性拉伸的含义和方法。

2. 掌握医学图像灰度直方图增强的方法。

3. 掌握医学图像伽马校正与对数变换的方法。

【实验内容】

实验 21-1：医学图像的增强

准备任一常见的超声、CT 等医学图像，对其进行几种图像增强操作，包括线性拉伸、直方图均衡化、伽马校正及对数变换，输出并比较增强结果。各操作的具体要求有：灰度拉伸区间为 [0, 255]；伽马变换的指数分别为 2、0.5；对数变换的比例参数为 256/np.log(256)。

【实验指导】

实验 21-1：医学图像的增强

（1）实验的步骤

1）新建一个 Python 文件，文件命名为"实验 21-1.py"；导入所需模块，如 numpy、copy、math、matplotlib 及 OpenCV。

2）使用 OpenCV 的 imread 方法读入图片文件。

3）得到图像各通道数据并按照线性拉伸公式计算各通道拉伸后的数据，然后再融合成拉伸后完整图片。

4）使用 equalizeHist 得到图像各通道直方图均衡化数据，然后再融合成均衡化后完整图片。

5）使用 power 方法生成不同伽马值 2、0.5 的校正后图像。

6）对图像每个像素点根据对数变换公式进行计算，得到对数变换的结果图像。

7）利用 subplot()、imshow() 等函数输入以上结果。

（2）参考代码

```
import numpy as np
import copy, math
import cv2 as cv
import matplotlib
import matplotlib.pyplot as plt
matplotlib.rcParams['font.sans-serif']=['SimSun']# 用宋体显示中文
fileName="head1.png"
srcImg=cv.imread(fileName, cv.IMREAD_COLOR)
# 灰度线性拉伸
```

```
channelImgs=cv.split(srcImg)
w, h, bands=srcImg.shape
MAX=255
MIN=0
for i in range(bands):
    Imax=np.max(channelImgs[i])
    Imin=np.min(channelImgs[i])
    channelImgs[i]=(channelImgs[i] − Imin) / (Imax − Imin) * (MAX − MIN) + MIN
picewiseImg=cv.merge(channelImgs)
picewiseImg=picewiseImg.astype("uint8")
# 灰度直方图均衡化
channelImgs=cv.split(srcImg)
for i in range(bands):
    channelImgs[i]=cv.equalizeHist(channelImgs[i])
equalizeImg=cv.merge(channelImgs)
# 伽马值分别是 2, 0.5 的伽马校正
gammaImg1=np.power(srcImg/float(np.max(srcImg)), 2)
gammaImg2=np.power(srcImg/float(np.max(srcImg)), 0.5)
# 对数变换
coef=256/np.log(256)
dstImg=copy.deepcopy(srcImg)
for b in range(bands):
    for i in range(w):
        for j in range(h):
            dstImg[i, j, b]=coef*math.log(1.0+srcImg[i, j, b])
# 展示图像增强之后不同结果的图像
titles=['源图像', '线性拉伸', '直方图均衡化', '伽马校正 2', '伽马校正 0.5', '对数变换']
imgs=[srcImg, picewiseImg, equalizeImg, gammaImg1, gammaImg2, dstImg]
for i in range（6）:
    plt.subplot(2, 3, i+1)
    plt.imshow(imgs[i])
    plt.axis('off')
    plt.title(titles[i])
plt.show()
```

（3）实验结果：如图 21-1 所示。

（4）实验分析：对图像像素灰度值的变换分为线性和非线性的变换。图 21-1 中，第一排后两幅图即是线性变换的结果，通过对灰度分布区间进行线性放大或分布均衡化处理可以增大图像的对比度与亮度，使图像变得清晰；第二排则是非线性变换（伽马变换与对数

变换）的结果，第一幅图增强效果较好，后两幅较差，这也放映出指数大于 1 的伽马变换增强灰度大的像素（亮）而压缩灰度小的像素（暗），从而增强对比度；指数小于 1 的伽马变换和对数变换对像素的作用则相反，故效果较差。

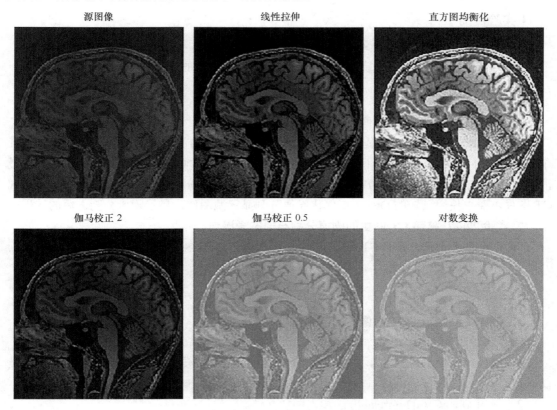

图 21-1　脑部矢状面 CT 图像的几种增强效果

实验二十二 医学图像分割与形态学处理

【实验目的】

1. 掌握医学图像分割的含义和图像阈值分割的方法。

2. 掌握医学图像形态学中膨胀、腐蚀、开运算、闭运算的方法。

【实验内容】

1. 实验 22-1：脑部 CT 图像的 OTSU 分割

图像的直方图是用来表现图像中亮度分布的直方图，给出的是图像中某个亮度或者某个范围亮度下共有几个像素，即统计一幅图某个亮度像素数量。直方图均匀分布时图像最清晰，中间灰度级像素多，动态范围小，图像对比度低。brain.tif 是已获取的患者的脑部 CT 图片，要求使用已知的 Otsu's 二值化阈值分割显示源图像，显示阈值分割之后的结果。

2. 实验 22-2：脑部 CT 图像的阈值分割与形态学操作

读入某儿童医院的脑部 CT 图片 brain.tif，对其进行图像的阈值分割以及膨胀、腐蚀、开运算、闭运算并查看效果。

【实验指导】

1. 实验 22-1：脑部 CT 图像的 OTSU 分割

（1）实验步骤

1）新建一个 Python 文件，文件命名为"实验 22-1.py"；导入所需模块，如 matplotlib 及 OpenCV 等库。

2）使用 OpenCV 的 imread 方法读入图片文件。

3）对图像进行 Otsu's 二值化阈值分割。

4）显示源图像，Otsu's 二值化阈值分割后的图像以及分割后的阈值。

5）利用 subplot()、imshow() 等函数输出以上结果。

（2）参考代码

```
import cv2
import numpy as np
from matplotlib import pyplot as plt
plt.rcParams["font.family"]=["SimSun"]
image=cv2.imread("brain.tif")   # 读入图片文件
gray=cv2.cvtColor(image, cv2.COLOR_BGR2GRAY)
plt.subplot(121)
plt.imshow(image, "gray")
plt.title("源图")
plt.xticks([])
plt.yticks([])
# 进行图像阈值分割
```

```
ret1, th1=cv2.threshold(gray, 0, 255,
cv2.THRESH_OTSU+cv2.THRESH_BINARY)
plt.subplot(122)
plt.imshow(th1, "gray")
# 图像的标题为阈值分割后图像的阈值
plt.title("OTSU 阈值化后的阈值" + str(ret1)), plt.xticks([]), plt.yticks([])
plt.show()
```

（3）实验结果：如图 22-1 所示。

源图像   OTSU阈值化后的阈值108.0

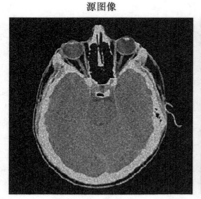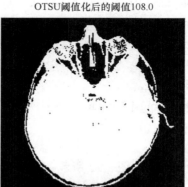

图 22-1　脑部 CT Otsu's 图像分割的结果

（4）实验分析：可以看出通过 OTSU 分割，使目标和背景的方差最大来动态地确定图像的分割阈值，很好地将灰度图划分为了二值图像。

2. 实验 22-2：脑部 CT 图像的阈值分割与形态学操作

（1）实验步骤

1）新建一个 Python 文件，文件命名为"实验 22-2.py"；导入所需模块，如 matplotlib 及 OpenCV 库等。

2）使用 OpenCV 的 imread 方法读入图片为灰度图。

3）构建一个为 5×5 大小矩形的结构元素。

4）对图像进行阈值分割以及腐蚀、膨胀、开运算、闭运算。

5）利用 subplot()、imshow() 等函数输入以上结果。

（2）参考代码

```
import cv2 as cv
import matplotlib.pyplot as plt
plt.rcParams["font.family"]=["SimSun"]
fileName="brain.tif"                # 脑部 CT 图像文件
grayImg=cv.imread(fileName, cv.IMREAD_GRAYSCALE)# 灰度图
# 构建一个为 5×5 大小矩形的结构元素
se=cv.getStructuringElement(cv.MORPH_RECT, (5, 5))
# 进行图像的二值化分割，125 为图像直方图波谷值
```

```
threshlodVal, thresholdImg=cv.threshold(grayImg, 125, 255, cv.THRESH_BINARY)
# 对构建的结构元素进行开运算
openImg=cv.morphologyEx(thresholdImg, cv.MORPH_OPEN, se)
# 对灰度图像进行闭运算
closeImg=cv.morphologyEx(thresholdImg, cv.MORPH_CLOSE, se)
titles=['灰度图', '阈值分割图', '开运算图', '闭运算图']
imgs=[grayImg, thresholdImg, openImg, closeImg]
# 调整图与图之间的间距，调整 wspace 为子图之间的宽度，hspace 为子图之间的高度
plt.subplots_adjust(hspace=0.5, wspace=0.05)
for i in range(4):
    plt.subplot(2, 2, i+1)
    plt.xticks([])
    plt.yticks([])
    plt.imshow(imgs[i], cmap="gray")# 以灰度图的形式显示图片
    plt.title(titles[i])
plt.show()
```

（3）实验结果：如图 22-2 所示。

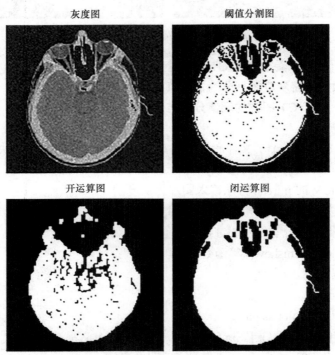

图 22-2　图像简单阈值分割以及开、闭运算效果

（4）实验分析：由运行结果可以看出开运算先腐蚀后膨胀，去除了小的黑点，图像边缘变得圆润了，也就是开运算对图像轮廓进行平滑。而闭运算先膨胀后腐蚀，把中心比较大的块连接为一个整体，填补了图片空白的缝隙。

第6章 人工智能及医学应用

人工智能（artificial intelligence，AI）在最近几年得到了较快的发展和应用，在医学领域的应用尤为引人关注。本章包括丰富的医学实验案例，每个案例均有相关的操作步骤及相关参考代码，有助于学生对机器学习和深度学习算法的理解和掌握，同时通过学习这些医学案例，学生可以举一反三和触类旁通解决其他医学问题。

实验二十三　线性回归分析及医学应用

【实验目的】

1. 熟悉利用 sklearn 库进行线性回归分析的基本步骤。

2. 掌握线性回归分析的操作。

【实验内容】

1. 实验 23-1：脑重量预测

本实验采用线性回归对头部尺寸与大脑重量的相关关系进行分析。该数据集共有 0～18 岁、18 岁以上的样本量 237 例，样本的属性有头部尺寸与大脑重量，样本数据示例如表 23-1 所示。

表 23-1　头部尺寸与大脑重量样本数据

Gender（性别）	Age Range（年龄区间）	Head_Size（头部尺寸）	Brain_Weight（大脑重量）
Male	0 to 18 years	3124	1165
Male	0 to 18 years	4053	1312
Male	0 to 18 years	3582	1300
Male	0 to 18 years	3666	1270
Male	0 to 18 years	3532	1335
Male	0 to 18 years	4046	1450
Male	0 to 18 years	3667	1310
Female	18 years and above	2857	1027
Female	18 years and above	3436	1235
Female	18 years and above	3791	1260
Female	18 years and above	3302	1165
Female	18 years and above	3104	1080
Female	18 years and above	3171	1127
Female	18 years and above	3572	1270
Female	18 years and above	3530	1252
Female	18 years and above	3175	1200
Female	18 years and above	3438	1290

2. 实验 23-2：QSAR 生物浓缩数据集的线性回归分析

本实验采用线性回归对意大利某大学提供的"QSAR 生物浓缩数据集"进行分析。该数据集共包含 10 个属性：9 个分子描述符（nHM、piPC09、PCD、X2Av、MLOGP、ON1V、N-072、B02[C-N]、F04[C-O]）和结果数据 logBCF（Bioconcentration Factor in log units）。本实验的主要目的是利用 9 个分子描述符对 logBCF 进行预测。样本数据示例如表 23-2 所示。

表 23-2　QSAR 生物浓缩数据集样本数据

nHM	piPC09	PCD	X2Av	MLOGP	ON1V	N-072	B02[C-N]	F04[C-O]	logBCF
0	0	1.49	0.14	1.35	0.72	0	1	5	0.74
0	0	1.47	0.14	1.7	0.88	0	1	5	0.93
0	0	1.2	0.25	4.14	2.06	0	0	0	3.24
0	0	1.69	0.13	1.89	0.79	0	1	8	−0.4
0	0	0.52	0.25	2.65	1.31	0	0	0	2.24
0	0	1.4	0.18	2.85	0.86	0	0	0	1.13
0	0	1.22	0.18	1.86	0.92	0	0	0	0.83
1	3.446	1.23	0.24	2.01	1.12	0	0	7	2.76
2	6.188	2.23	0.19	3.84	1.5	0	1	0	2.33
3	5.34	2.1	0.18	3.99	1.46	2	1	4	1.99
1	3.726	1.25	0.2	2.38	1.52	1	1	6	2.16
1	3.056	1.22	0.19	2.27	1.88	0	1	0	0.31
0	5.768	2.21	0.18	3.4	1.47	0	0	1	1.4
0	5.901	2.21	0.17	2.79	1.53	0	1	0	1.12
0	5.614	2.21	0.19	4.15	1.47	0	0	0	2.97

3. 实验 23-3：儿童肥胖与代谢综合征线性回归分析

为研究儿童肥胖与代谢综合征的关系，研究者在北京某区的 8 所学校通过随机整群抽样选取 1928 名 7～14 岁小学生，测量其身高与体重，计算 BMI 值（kg/m²）、总胆固醇（TC，mmol/L）、三酰甘油（TG，mmol/L）、高密度脂蛋白胆固醇（HDL-C，mmol/L）、低密度脂蛋白胆固醇（LDL-C，mmol/L）几项指标。作者根据该论文模拟生成了 1928 条数据，部分数据如表 23-3 所示。请利用 Python 编写拟合 TC、TG、HDL-C、LDL-C 与 BMI 之间的多元线性回归模型。

表 23-3　儿童肥胖与代谢综合征模拟数据样例

TC（mmol/L）	BMI（kg/m²）	TG	HDL-C（mmol/L）	LDL-C（mmol/L）
3.59	14.53	0.47	1.21	1.33
3.03	15.14	0.6	1.31	1.5
3.73	12.56	0.04	0.87	0.81
3.31	14.21	0.4	1.15	1.25
3.68	16.14	0.81	1.49	1.76
2.69	12.45	0.01	0.85	0.78

续表

TC（mmol/L）	BMI（kg/m²）	TG	HDL-C（mmol/L）	LDL-C（mmol/L）
4.64	15.15	0.6	1.32	1.5
3.93	19.01	1.44	1.98	2.53
3.48	17.36	1.08	1.7	2.09

【实验指导】

1. 实验 23-1：实验指导

（1）实验步骤：本实验为一元线性回归，分析头部尺寸与大脑重量的线性关系。实验主要步骤为：

1）首先在磁盘的"D: 盘"上创建"个人代码"文件夹，以"姓名"或者"学号"命名（如果已经创建则忽略），然后在个人代码文件夹下面创建一个名字为"chapter6"的子文件夹。启动 PyCharm，进入 Python 运行环境。本书约定所有的工程文件均存储在个人代码文件夹中，每一章创建一个工程，系统会为每个工程创建一个子文件夹，该工程下的每个实验的程序文件及需要的数据文件或者图像文件均存储在工程文件夹下面。

使用 PyCharm 新建一个"project"，取名为"chapter6"。本章实验的所有脚本文件均存放在这个项目内。需要读取的数据文件与脚本文件均放到"chapter6"文件夹内。然后新建一个 Python 文件，文件命名为"实验 23-1.py"；导入本实验所需的模块，主要包括线性模型、模型精度的度量函数、测试集与训练集的划分函数等。

2）加载数据集，并将训练集的比例设置为 70%，测试集的比例设置为 30%。

3）数据归一化，由于头部尺寸与大脑重量的度量值较大，首先将其归一化到 [0, 1] 之间。

4）模型训练。

5）模型测试，主要计算线性模型的均方误差与决定系数。

（2）参考代码

```python
import matplotlib.pyplot as plt
from sklearn.model_selection import train_test_split
import numpy as np
import pandas as pd
from sklearn import linear_model
from sklearn.metrics import mean_squared_error, r2_score
# 读取数据
data=pd.read_csv('brain_weight_new.csv')
xo=data['Head_Size']
x=np.array(xo)
x=x.reshape(-1, 1)
yo=data['Brain_Weight']
y=np.array(yo)
y=y.reshape(-1, 1)
```

```
# 数据归一化
def normalize(x):
    return (x − np.min(x))/(np.max(x) − np.min(x))
x=normalize(x)
y=normalize(y)
# 划分测试集与训练集
x_train, x_test, y_train, y_test=train_test_split(x, y, train_size=0.7)
# 创建线性回归模型
regr=linear_model.LinearRegression()
# 利用训练集训练数据
regr.fit(x_train, y_train)
# 对模型进行测试
y_pred=regr.predict(x_test)
# 展示实验结果
print('Coefficients: \n', regr.coef_)        # 显示截距
print('Intercept:\n', regr.intercept_)       # 显示回归系数
# The mean squared error
print('Mean squared error: %.2f'
      % mean_squared_error(y_test, y_pred))
# The coefficient of determination
print('Coefficient of determination: %.2f'
      % r2_score(y_test, y_pred))
print(regr.score(x_test, y_test))
# 图示的形式展示实验结果
plt.rcParams['font.sans-serif']=['SimSun']
plt.xlabel(u'头部尺寸\n(数据归一化到 0−1, 无单位)')
plt.ylabel(u'大脑重量\n(数据归一化到 0−1, 无单位)')
plt.scatter(x_test, y_test, color='black')
plt.plot(x_test, y_pred, color='blue', linewidth=3)
plt.show()
```

（3）实验结果：如图 23-1 所示。

Coefficients:

 [[0.77928674]]

Intercept:

 [0.12488994]

Mean squared error: 0.01

Coefficient of determination: 0.63

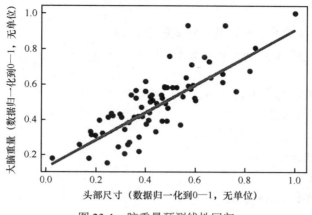

图 23-1 脑重量预测线性回归

（4）实验分析：通过实验结果可知，通过线性回归分析得到了系数为 0.779、截距为 0.125 的线性方程拟合头部尺寸与大脑重量的关系。本实验得到模型的均方误差为 0.01，决定系数为 0.63，说明该线性模型与数据的拟合优度较好。

> **思考：**若将数据集分为 18 岁以上、18 岁以下、男性、女性四个样本集合，分别对其进行线性回归分析，观察结果与对整个样本集进行分析的结果有什么不同？并比较各回归方程。

2. 实验 23-2：实验指导

（1）实验步骤：本实验为多元线性回归，利用 9 个分子描述符对 logBCF 进行预测，实验主要步骤为：

1）在当前工程文件夹下，新建一个 Python 文件，文件命名为"实验 23-2.py"，导入本实验所需要的模块，主要包括线性模型、模型精度的度量函数、测试集与训练集的划分函数等。

2）加载数据，并将训练集的比例设置为 70%，测试集的比例设置为 30%。

3）模型训练。

4）模型测试，主要计算线性模型的均方误差与决定系数。

（2）参考代码

```
# 加载工具包
import pandas as pd
from sklearn.model_selection import train_test_split
from sklearn import linear_model
from sklearn.metrics import mean_squared_error, r2_score
# 加载 QSAR 生物浓缩数据集
data=pd.read_csv('Grisoni_et_al_2016_EnvInt88.csv')
x_columns0=['nHM', 'piPC09', 'PCD', 'X2Av',
            'MLOGP', 'ON1V', 'N-072', 'B02[C-N]', 'F04[C-O]']
x=data[x_columns0]
```

```
y=data['logBCF']
# 随机划分训练集和测试集，其中测试集占 30%
x_train, x_test, y_train, y_test=train_test_split(x, y, test_size=0.3)
# 模型训练
regr=linear_model.LinearRegression()
regr.fit(x_train, y_train)
# 利用训练好的模型进行测试
y_pred=regr.predict(x_test)
# 显示测试结果
print('Coefficients: \n', regr.coef_)
print('Intercept:\n', regr.intercept_)
print('Mean squared error: %.2f'
        % mean_squared_error(y_test, y_pred))
print('Coefficient of determination: %.2f'
        % r2_score(y_test, y_pred))
```

（3）实验结果

Coefficients:

[0.09695174 0.05816974 0.02612974 0.41948627 0.52853363 0.03788835

−0.1364176 −0.09021837 −0.02655967]

Intercept:

−0.04912697565153179

Mean squared error: 0.66

Coefficient of determination: 0.65

（4）实验分析：本实验进行多元线性回归分析。通过实验结果可知，决定系数为 0.65，均方误差为 0.66，说明模拟与数据的拟合优度较好。

3. 实验 23-3：实验指导

（1）实验步骤：本实验的主要目的为拟合 TC、TG、HDL-C、LDL-C 与 BMI 之间的多元线性回归模型。实验主要步骤为：

1）在当前工程文件夹下，新建一个 Python 文件，文件命名为"实验 23-3.py"；导入本实验所需要的模块，主要包括线性模型、模型精度的度量函数、测试集与训练集的划分函数等。

2）加载数据，并将训练集的比例设置为 70%，测试集的比例设置为 30%。

3）模型训练。

4）模型测试，主要计算线性模型的均方误差与决定系数。

（2）参考代码

```
# 导入工具包
import pandas as pd
from sklearn.model_selection import train_test_split
from sklearn import linear_model
```

```
from sklearn.metrics import mean_squared_error, r2_score
# 加载数据
data=pd.read_csv('BMI_multlinearreg.csv')
target='BMI'
x_columns0=[x for x in data.columns if x not in [target]]
x=data[x_columns0]
y=data['BMI']
# 随机划分训练集和测试集，其中测试集占 30%
x_train, x_test, y_train, y_test=train_test_split(x, y, test_size=0.3)
# 创建并训练线性回归模型
regr=linear_model.LinearRegression()
regr.fit(x_train, y_train)
# 利用测试集进行预测
y_pred=regr.predict(x_test)
# 打印预测结果
print('Coefficients: \n', regr.coef_)
print('Intercept:\n', regr.intercept_)
# The mean squared error
print('Mean squared error: %.2f'% mean_squared_error(y_test, y_pred))
# The coefficient of determination: 1 is perfect prediction
print('Coefficient of determination: %.2f')
```

（3）实验结果

Coefficients:

 [0.04091466 1.18216836 −23.0163217 17.64684399]

Intercept:

 18.111226183961328

Mean squared error: 0.06

Coefficient of determination: 0.99

（4）实验分析：本实验进行多元线性回归分析。通过实验结果可知，决定系数为 0.99，均方误差为 0.06，说明模拟与数据的拟合优度非常好。该拟合结果较好的原因为该数据为模拟数据。

实验二十四 逻辑斯谛回归及医学应用

【实验目的】

1. 熟悉利用 sklearn 库进行逻辑斯谛回归的基本步骤。

2. 掌握逻辑回归的操作。

【实验内容】

1. 实验 24-1：精子质量预测的逻辑斯谛回归分析

以西班牙阿利坎特大学（University of Alicante）收集的生育率数据集为例，采用逻辑斯谛回归（Logistical regression）的方法对测试集的数据进行预测分类，并分析预测结果的混淆矩阵。该数据集意在通过问卷调查的形式分析环境因素和生活方式对精子质量的影响。问卷调查的结果均被数值化和标准化。数据形式如表 24-1 所示，数据属性意义如表 24-2 所示。数据样本共有 100 例，精子质量正常的有 88 例，不正常的有 12 例。输出结果为两类，即精子质量正常（N，normal）和变异（O，altered）。

表 24-1 生育率数据示例

ID（编号）	Season（季节）	Age（年龄）	Childish diseases（幼儿疾病）	Accident or serious trauma（意外或严重创伤）	Surgical intervention（外科手术）	High fevers in the last year（过去一年出现高热）	Frequency of alcohol consumption（饮酒频率）	Smoking habit（抽烟）	Number of hours spent sitting per day（每天静坐时间）	Output（输出结果）
1	−0.33	0.69	0	1	1	0	0.8	0	0.88	N
2	−0.33	0.94	1	0	1	0	0.8	1	0.31	O
3	−0.33	0.5	1	0	0	0	1	−1	0.5	N
4	−0.33	0.75	0	1	1	0	1	−1	0.38	N
5	−0.33	0.67	1	1	0	0	0.8	−1	0.5	O
6	−0.33	0.67	1	0	1	0	0.8	0	0.5	N
7	−0.33	0.67	0	0	0	−1	0.8	−1	0.44	N
8	−0.33	1	1	1	1	0	0.6	−1	0.38	N
9	1	0.64	0	0	1	0	0.8	0	0.25	N
10	1	0.61	1	0	0	0	1	−1	0.25	N
11	1	0.67	1	0	0	−1	0.8	0	0.31	N
12	1	0.78	1	1	1	0	0.6	0	0.13	N
13	1	0.75	1	1	1	0	0.8	1	0.25	N

表 24-2 生育率数据属性意义

变量描述	取值范围（min−max）	归一化
Season：调查问卷进行的季节	(1) winter, (2) spring, (3) summer, (4) fall	(−1, −0.33, 0.33, 1)
Age：调查对象的年龄	18~36	(0, 1)
Childish diseases：幼儿疾病，如水痘、麻疹、流行性腮腺炎、小儿麻痹等	(1) yes, (2) no	(0, 1)

续表

变量描述	取值范围（min—max）	归一化
Accident or serious trauma：意外或严重创伤	(1) yes, (2) no	(0, 1)
Surgical intervention：外科手术	(1) yes, (2) no	(0, 1)
High fevers in the last year：过去一年出现高热	(1) less than three months ago, (2) more than three months ago, (3) no	(−1, 0, 1)
Frequency of alcohol consumption：饮酒频率	(1) several times a day, (2) every day, (3) several times a week, (4) once a week, (5) hardly ever or never	(0, 1)
Smoking habit：抽烟	(1) never, (2) occasional, (3) daily	(−1, 0, 1)
Number of hours spent sitting per day：每天静坐时间	1～16	(0, 1)

2. 实验 24-2：心脏衰竭死亡预测的逻辑斯谛回归分析

以费萨尔巴德（巴基斯坦城市）某心脏研究机构和某医院收集的心脏衰竭数据集为例，采用逻辑斯谛回归的方法对测试集数据进行预测，并分析预测结果的混淆矩阵。该数据集于 2015 年 4 月到 12 月期间收集，共 299 例病例，其中女性 105 例，男性 194 例。预测目标有两类（death event）：0 表示死亡，1 表示存活。该数据集包括 13 个特征，如表 24-3 所示。通过测试与研究显示，13 个属性中 ejection_fraction 与 serum_creatinine 两个特征与预测目标最相关，因此本实验只使用这两个特征进行逻辑斯谛回归预测与分类。

表 24-3　心脏衰竭数据集各属性意义

特征	特征含义	度量单位	取值范围
Age	年龄	岁（years）	40～95
Anaemia	是否贫血	布尔值	0, 1
High Blood Pressure	是否患有高血压	布尔值	0, 1
Creatine phosphokinase	血清肌酸磷酸激酶含量	mg/L	23～7861
Diabetes	是否患有糖尿病	布尔值	0, 1
Ejection fraction	射血分数	百分比	14～80
Sex	性别	布尔值	0, 1
Platelets	血小板含量	kiloplatelets/ml	25.01～850.00
Serum creatinine	血清肌酐含量	mg/dl	0.50～9.40
Serum sodium	血清钠含量	mEq/L	114～148
Smoking	是否抽烟	布尔值	0, 1
Time	随访时间	天（days）	4～285
(目标)Death event	随访期间患者是否死亡	布尔值	0, 1

3. 实验 24-3：甲状腺疾病诊断的逻辑斯谛回归分析

以澳大利亚某医院提供的甲状腺数据为例，采用逻辑斯谛回归的方法对测试集数据进行预测分类，并分析预测结果的混淆矩阵。该数据集意在根据检测结果预测患者是否患有甲状腺疾病，主要分为三个类别：甲状腺功能正常（euthyroidism，类别标签为 1）、甲状腺功能亢进（hyperthyroidism，类别标签为 2）、甲状腺功能减退（hypothyroidism，类别标签为 3）。本数据集共有 215 条数据，其中类别 1 有 150 例，类别 2 有 35 例，类别 3 有 30 例。

数据共有 5 个属性：T_3-树脂摄取试验（百分比）[T_3-resin uptake test (a percentage)]，血清总甲状腺素（total serum thyroxin），血清总三碘甲腺原氨酸（total serum triiodothyronine），促甲状腺激素 [thyroid-stimulating hormone (TSH)] 和 TSH 的最大绝对差（maximal absolute difference of TSH）。部分数据如表 24-4 所示。

表 24-4　甲状腺数据示例

class	T_3-resin uptake test(percentage)	total serum thyroxin	total serum triiodothyronine	TSH	maximal absolute difference of TSH
1	107	10.1	2.2	0.9	2.7
1	113	9.9	3.1	2	5.9
1	127	12.9	2.4	1.4	0.6
1	109	5.3	1.6	1.4	1.5
1	105	7.3	1.5	1.5	−0.1
1	105	6.1	2.1	1.4	7
1	110	10.4	1.6	1.6	2.7
1	114	9.9	2.4	1.5	5.7
1	106	9.4	2.2	1.5	0
1	107	13	1.1	0.9	3.1

4. 实验 24-4：肥胖水平预测的逻辑斯谛回归分析

以哥伦比亚、秘鲁、墨西哥收集的肥胖数据集为例，采用逻辑斯谛回归的方法对测试集的数据进行预测分类，并分析预测结果的混淆矩阵。该数据集意在通过个人的饮食习惯与身体状况预测或评估其肥胖水平。该数据集共有 2111 条数据，其中 23% 的数据是通过在网络平台对用户进行问卷调查获得的真实数据；为了解决数据不均衡问题，该数据集利用工具 WEKA 和 SMOTE 方法合成了 77% 的模拟数据。数据共有 16 个属性，属性的具体含义如表 24-5 所示。数据均进行了标准化处理，其中属性 Gender、family_history_with_overweight、FAVC、SMOKE、SCC 取值为 0 或 1；Age、Height、Weight、FCVC、NCP、CH2O、FAF、TUE 均被归一化为取值范围为 [0, 1]；CAEC、CALC 取值为 [−1, −0.33, 0.33, 1]；MTRANS 取值为 [−1, −0.5, 0, 0.5, 1]。该数据集包括以下几个类别：Insufficient_Weight 共 272 例，Normal_Weight 共 287 例，Overweight_Level_Ⅰ 共 290 例，Overweight_Level_Ⅱ 共 290 例，Obesity_Type_Ⅰ 共 351 例，Obesity_Type_Ⅱ 共 297 例，Obesity_Type_Ⅲ 共 324 例。

表 24-5　饮食与肥胖数据调查问卷

属性	取值
性别	男，女
年龄	数值
身高	数值（单位：m）
体重	数值（单位：kg）
是否有亲属患有肥胖	是，否
是否经常吃高热量食物	是，否
是否经常吃蔬菜	从不，有时，经常

续表

属性	取值
一天吃几次主餐	1～2 次，3 次，3 次以上
每餐之间是否进食	从不，有时，经常，总是
是否抽烟	是，否
每天饮水量	＜1L，1～2L，＞2L
是否记录每天的能量摄入量	是，否
体育活动的频率	从不，每隔 1～2 天，每隔 2～4 天，每隔 4～5 天
每天使用电子产品的时间，如电视机、手机、电子游戏机等	0～2 小时，3～5 小时，5 小时以上
摄入酒精的频率	从不喝酒，有时，经常，总是
经常使用哪种交通工具	汽车，自行车，公共交通，步行

【实验指导】

1. 实验 24-1：实验指导

（1）实验步骤：本实验为利用逻辑斯谛回归模型对精子质量进行预测，为二分类问题。实验的主要步骤为：

1）在当前工程文件夹下，新建一个 Python 文件，文件命名为"实验 24-1.py"；导入模块，包括逻辑斯谛回归模型、测试集与训练集划分函数以及模型精度评价函数（混淆矩阵、召回率、精确率等）。

2）加载数据集，剔除不相关的属性，并将数据集划分为测试集（30%）与训练集合（70%）。

3）模型训练。

4）模型测试，主要是打印模型的混淆矩阵、准确率、召回率以及 f1-score。

（2）参考代码

```
import pandas as pd
from sklearn.model_selection import train_test_split
from sklearn.linear_model import LogisticRegression
from sklearn.metrics import confusion_matrix
from sklearn.metrics import classification_report # 准确率及召回率等 Report 模块
# 加载数据
data=pd.read_excel('Fertility_Diagnosis.xlsx')
target='Output'
ID='ID'
print(data['Output'].value_counts()) # 类别计算
x_columns0=[x for x in data.columns if x not in [target, ID]] # 剔除 target, ID 字段
x=data[x_columns0]
y=data['Output']
# 随机划分训练集和测试集，其中测试集占 30%
```

```
x_train, x_test, y_train, y_test=train_test_split(x, y,
                         test_size=0.3, random_state=0, stratify=y)
# 模型训练
logreg=LogisticRegression(penalty='l1',
                         solver='saga', tol=0.1, class_weight='balanced')
logreg1=logreg.fit(x_train, y_train)
y_pred1=logreg1.predict(x_test)  # 预测
# 测试集上的混淆矩阵
print("测试集的混淆矩阵\n", confusion_matrix(y_test, y_pred1))
y_tpre1=logreg1.predict(x_train)
# 训练集上的混淆矩阵
print("训练集的混淆矩阵\n", confusion_matrix(y_train, y_tpre1))
print(classification_report(y_test, y_pred1))
```

（3）实验结果

测试集的混淆矩阵

[[18 8]

 [2 2]]

训练集的混淆矩阵

[[44 18]

 [3   5]]

	precision	recall	f1-score	support
N	0.90	0.69	0.78	26
O	0.20	0.50	0.29	4
accuracy			0.67	30
macro avg	0.55	0.60	0.53	30
weighted avg	0.81	0.67	0.72	30

（4）实验分析：本实验为二分类任务。由实验结果可知，类别 N 的识别准确率较高，为 0.90；而类别 O 的识别准确率很低，仅为 0.20。该实验存在严重的数据不平衡问题，如训练集中的 N 的样本量为 62，而类别 O 的样本量仅为 8。

注意：当数据存在不平衡问题时，可以通过引入 from imblearn 模块（pip install imblearn），通过下采样、上采样或 SMOTE 进行数据预处理。同学们可通过查阅资料引入上述模块对实验进行预处理，对比实验结果精度是否有提高。

2. 实验 24-2：实验指导

（1）实验步骤：本实验为利用逻辑斯谛回归对心脏衰竭患者死亡或存活进行预测，为二分类问题。实验的主要步骤为：

1）在当前工程文件夹下，新建一个 Python 文件，文件命名为"实验 24-2.py"；导入模块，包括逻辑斯谛回归模型、数据预处理模块、测试集与训练集划分函数以及模型精度评价函数（混淆矩阵、召回率、精确率等）。

2）加载数据集，提取最相关的两个属性（'serum_creatinine', 'ejection_fraction'）；由于

属性的取值范围相差较大，因此对数据进行标准化处理，并将数据集划分为测试集（30%）与训练集合（70%）。

3）模型训练。

4）模型测试，主要是打印模型的混淆矩阵、准确率、召回率以及 f1-score。

（2）参考代码

```
import pandas as pd
from sklearn import preprocessing
from sklearn.model_selection import train_test_split
from sklearn.linear_model import LogisticRegression
from sklearn.metrics import confusion_matrix
from sklearn.metrics import classification_report  # 准确率及召回率等 Report 模块
# 加载数据
data=pd.read_csv('heart_failure_clinical_records_dataset.csv')
print(data['DEATH_EVENT'].value_counts())  # 类别计算
x_columns0=['serum_creatinine', 'ejection_fraction']# 提取最相关的两个特征
xo=data[x_columns0]
y=data['DEATH_EVENT']
# 数据标准化
standtrans=preprocessing.StandardScaler().fit(xo)
x=standtrans.transform(xo)
# 随机划分训练集和测试集，其中测试集占 30%
x_train, x_test, y_train, y_test=train_test_split(x, y,
        test_size=0.3, random_state=0, stratify=y)
# 模型训练
logreg=LogisticRegression(penalty='11', solver='saga', tol=0.1, class_weight='balanced')
logreg=logreg.fit(x_train, y_train)
y_pred=logreg.predict(x_test)  # 预测
print("测试集的混淆矩阵\n", confusion_matrix(y_test, y_pred))  # 测试集上的混淆矩阵
y_tpre=logreg.predict(x_train)
print("训练集的混淆矩阵\n", confusion_matrix(y_train, y_tpre))  # 训练集上的混淆矩阵
print(classification_report(y_test, y_pred))
```

（3）实验结果

测试集的混淆矩阵

```
[[57  4]
 [24  5]]
```

训练集的混淆矩阵

```
[[136  6]
 [ 45 22]]
```

	precision	recall	f1-score	support
0	0.70	0.93	0.80	61
1	0.56	0.17	0.26	29
accuracy			0.69	90
macro avg	0.63	0.55	0.53	90
weighted avg	0.66	0.69	0.63	90

（4）实验分析：本实验为二分类任务。由实验结果可知，类别 0 的 f1-score 值相对较高，说明其识别精度较好；而类别 1 的识别精度、召回率、f1-score 值相对较低。该实验结果与数据不平衡有关。可通过处理数据不平衡问题提高其识别精度。

3. 实验 24-3：实验指导

（1）实验步骤：本实验为利用逻辑斯谛回归预测患者是否患有甲状腺疾病，主要分为三个类别。实验的主要步骤为：

1）在当前工程文件夹下，新建一个 Python 文件，文件命名为"实验 24-3.py"；导入模块，包括逻辑斯谛回归模型、数据预处理模块、测试集与训练集划分函数以及模型精度评价函数（混淆矩阵、召回率、精确率等）。

2）加载数据集，进行数据标准化处理，将数据集划分为测试集（30%）与训练集合（70%）。

3）模型训练。

4）模型测试，主要是打印模型的混淆矩阵、准确率、召回率以及 f1-score。

（2）参考代码

```
import pandas as pd
from sklearn.model_selection import train_test_split
from sklearn.linear_model import LogisticRegression
from sklearn.metrics import confusion_matrix
from sklearn.metrics import classification_report # 准确率及召回率等 Report 模块
# 加载数据
data=pd.read_csv('new-thyroid.csv')
print(data['Class'].value_counts()) # 类别计算
target='Class'
x_columns0=[x for x in data.columns if x not in [target]]
x=data[x_columns0]
y=data['Class']
#standtrans=preprocessing.StandardScaler().fit(xo)
#x=standtrans.transform(xo)
# 随机划分训练集和测试集，其中测试集占 30%
x_train, x_test, y_train, y_test=train_test_split(x, y, test_size=0.3,
                          random_state=0, stratify=y)
# 模型训练
logreg=LogisticRegression(penalty='11', solver='saga',
```

```
                    tol=0.1, class_weight='balanced')
logreg=logreg.fit(x_train, y_train)
y_pred=logreg.predict(x_test)  # 预测
# 测试集上的混淆矩阵
print("测试集的混淆矩阵\n", confusion_matrix(y_test, y_pred))
y_tpre=logreg.predict(x_train)
# 训练集上的混淆矩阵
print("训练集的混淆矩阵\n", confusion_matrix(y_train, y_tpre))
print(classification_report(y_test, y_pred))
```

（3）实验结果

测试集的混淆矩阵

```
[[43  1  1]
 [ 0 11  0]
 [ 2  0  7]]
```

训练集的混淆矩阵

```
[[96  9  0]
 [ 0 24  0]
 [ 3  0 18]]
```

	precision	recall	f1-score	support
1	0.96	0.96	0.96	45
2	0.92	1.00	0.96	11
3	0.88	0.78	0.82	9
accuracy			0.94	65
macro avg	0.92	0.91	0.91	65
weighted avg	0.94	0.94	0.94	65

（4）实验分析：本实验为三分类任务。由实验结果可知，类别 1 和类别 2 的 f1-score 值最高，说明其识别精度较好；而类别 3 的识别精度、召回率、f1-score 值相对较低。该实验结果与数据不平衡有关。

4. 实验 24-4：实验指导

（1）实验步骤：本实验为利用逻辑斯谛回归对肥胖类别进行预测，为多分类问题（共 7 类）。实验的主要步骤为：

1）在当前工程文件夹下，新建一个 Python 文件，文件命名为"实验 24-4.py"；导入模块，包括逻辑斯谛回归模型、测试集与训练集划分函数以及模型精度评价函数（混淆矩阵、召回率、精确率等）。

2）加载数据集，并将数据集划分为测试集（30%）与训练集合（70%）。

3）模型训练。

4）模型测试，主要是打印模型的混淆矩阵、准确率、召回率以及 f1-score。

（2）参考代码

```
import pandas as pd
```

```
from sklearn.model_selection import train_test_split
from sklearn.linear_model import LogisticRegression
from sklearn.metrics import confusion_matrix
from sklearn.metrics import classification_report      # 准确率及召回率等 Report 模块
# 加载数据
data=pd.read_csv('ObesityDataSet_standared.csv')
print(data['NObeyesdad'].value_counts())    # 类别计算
target='NObeyesdad'
x_columns0=[x for x in data.columns if x not in [target]]
x=data[x_columns0]
y=data['NObeyesdad']
# 随机划分训练集和测试集，其中测试集占 30%
x_train, x_test, y_train, y_test=train_test_split(x, y,
                     test_size=0.3, random_state=0, stratify=y)

# 模型训练
logreg=LogisticRegression(penalty='l1', solver='saga', tol=0.1, class_weight='balanced')
logreg=logreg.fit(x_train, y_train)
y_pred=logreg.predict(x_test) # 预测
print("测试集的混淆矩阵\n", confusion_matrix(y_test, y_pred)) # 测试集上的混淆矩阵
y_tpre=logreg.predict(x_train)
print("训练集的混淆矩阵\n", confusion_matrix(y_train, y_tpre)) # 训练集上的混淆矩阵
print(classification_report(y_test, y_pred))
```

（3）实验结果

测试集的混淆矩阵

```
[[73  7  0  0  0  2  0]
 [22 34  1  0  1 20  8]
 [ 0  1 70 24  3  2  6]
 [ 0  0  0 88  0  0  1]
 [ 0  0  0  0 97  0  0]
 [ 0  9 12  2  1 55  8]
 [ 0  0 19  6  2 17 43]]
```

训练集的混淆矩阵

```
[[172 17  0   0   0   0   1]
 [ 48 94  1   0   1  31  26]
 [  0  3 174 37   8   6  17]
 [  0  1  0 206   1   0   0]
 [  0  0  0   1 226   0   0]
 [  1 22  9   2   1 142  26]
 [  0  8 25  11   0  32 127]]
```

	precision	recall	f1-score	support
Insufficient_Weight	0.77	0.89	0.82	82
Normal_Weight	0.67	0.40	0.50	86
Obesity_Type_I	0.69	0.66	0.67	106
Obesity_Type_II	0.73	0.99	0.84	89
Obesity_Type_III	0.93	1.00	0.97	97
Overweight_Level_I	0.57	0.63	0.60	87
Overweight_Level_II	0.65	0.49	0.56	87
accuracy			0.73	634
macro avg	0.72	0.72	0.71	634
weighted avg	0.72	0.73	0.71	634

（4）实验分析：本实验为七分类任务，其分类难度较大。通过实验结果可知，其中 Overweight_Level_I、Overweight_Level_II、Normal_Weight 的分类精度较低，其他类别的分类结果相对较好。该分类任务的整体精度较好，与该数据集样本量较大有关。

实验二十五 朴素贝叶斯分类及医学应用

【实验目的】

1. 熟悉利用 sklearn 库进行朴素贝叶斯分类的基本步骤。

2. 掌握朴素贝叶斯分类的操作。

【实验内容】

1. 实验 25-1：精子质量预测的高斯朴素贝叶斯分类

以实验 24-1 的生育率数据集为例，采用高斯朴素贝叶斯分类方法对测试集的数据进行预测分类，数据具体情况如前文介绍。

2. 实验 25-2：心脏衰竭死亡预测的朴素贝叶斯分类

以实验 24-2 的心脏衰竭数据集为例，采用朴素贝叶斯分类方法对测试集的数据进行预测分类，数据具体情况如前文介绍。

【实验指导】

1. 实验 25-1：实验指导

（1）实验步骤：朴素贝叶斯分类实验基本分成以下 4 个步骤。

1）在当前工程文件夹下，新建一个 Python 文件，并命名为"实验 25-1.py"；加载数据。

2）设置分类参数。

3）朴素贝叶斯分类模型训练。

4）朴素贝叶斯分类模型预测。

（2）参考代码

实验参考代码如下：

```
import pandas as pd
# 基本工具导入
from sklearn.naive_bayes import GaussianNB
# 导入分类模型中 GaussianNB 函数
from sklearn.model_selection import train_test_split
# 导入划分训练集和测试集函数
from sklearn.metrics import confusion_matrix
# 混淆矩阵模块
from sklearn.metrics import classification_report
# 准确率及召回率等 Report 模块
data=pd.read_excel("Fertility_Diagnosis.xlsx")
outputfile=r'1.xlsx'
x=data.iloc[:, 1:-1]
y=data["Output"]
# 随机分为训练集和测试集
```

```
x_train, x_test, y_train, y_test=train_test_split(x, y)
GNBclf=GaussianNB()
knn=GNBclf.fit(x_train, y_train)
    # 此时完成训练
y_pred=GNBclf.predict(x_test)
# 预测
print("测试集的混淆矩阵\n", confusion_matrix(y_test, y_pred))
# 测试集上的混淆矩阵
y_tpre=GNBclf.predict(x_train)
print("训练集的混淆矩阵\n", confusion_matrix(y_train, y_tpre))
# 训练集上的混淆矩阵
print(classification_report(y_test, y_pred))
```

（3）实验结果

测试集的混淆矩阵

[[21 1]

[3 0]]

训练集的混淆矩阵

[[66 0]

[9 0]]

	precision	recall	f1-score	support
N	0.88	0.95	0.91	22
O	0.00	0.00	0.00	3
avg/total	0.77	0.84	0.80	25

（4）实验分析：测试集共有 25 个样本，分类正确比例为 0.77。其中 N 为 22 例，分类正确比例为 0.88，O 为 3 例，分类正确比例为 0。

2. 实验 25-2：实验指导

（1）实验步骤：朴素贝叶斯分类实验基本分成以下 4 个步骤。

1）在当前工程文件夹下，新建一个 Python 文件，文件命名为"实验 25-2.py"；加载数据。

2）设置分类参数。

3）朴素贝叶斯分类模型训练。

4）朴素贝叶斯分类模型预测。

（2）参考代码

实验参考代码如下：

```
import pandas as pd
# 基本工具导入
from sklearn.naive_bayes import BernoulliNB
# 导入分类模型中 BernoulliNB 函数
from sklearn.model_selection import train_test_split
```

```
# 导入划分训练集和测试集函数
from sklearn.metrics import confusion_matrix
# 混淆矩阵模块
from sklearn.metrics import classification_report
# 准确率及召回率等 Report 模块
data=pd.read_csv("heart_failure_clinical_records_dataset.csv")
x=data.iloc[:, :-1]
y=data["DEATH_EVENT"]
# 随机分为训练集和测试集
x_train, x_test, y_train, y_test=train_test_split(x, y)
GNBclf=BernoulliNB()
knn=GNBclf.fit(x_train, y_train)
    # 此时完成训练
y_pred=GNBclf.predict(x_test)
# 预测
print("测试集的混淆矩阵\n", confusion_matrix(y_test, y_pred))
# 测试集上的混淆矩阵
y_tpre=GNBclf.predict(x_train)
print("训练集的混淆矩阵\n", confusion_matrix(y_train, y_tpre))
# 训练集上的混淆矩阵
print(classification_report(y_test, y_pred))
# 输出
```

（3）实验结果

测试集的混淆矩阵

 [[53 0]

  [22 0]]

训练集的混淆矩阵

 [[150 0]

 [74   0]]

	precision	recall	f1-score	support
0	0.71	1.00	0.83	53
1	0.00	0.00	0.00	22
avg/total	0.50	0.71	0.59	75

（4）实验分析：测试集共有 75 个样本，分类正确比例为 0.5。其中 0 类别为 53 例，分类正确比例为 0.71，1 类别为 22 例，分类正确比例为 0。

实验二十六 支持向量机及医学应用

【实验目的】

1. 熟悉使用 sklearn 库构建机器学习模型的基本步骤。

2. 掌握使用支持向量机的相关操作。

3. 进一步熟悉和掌握数据获取、预处理与分析等相关基础知识。

【实验内容】

1. 实验 26-1：基于支持向量机的心脏病诊断模型构建

以南非心脏病数据集（South Africa Heart Disease Dataset）为例，基于 sklearn 机器学习工具中的 NuSVC 构建基本的支持向量机模型。数据采集自南非西开普省（Western Cape，South Africa）的心脏病高危地区，是面向男性开展的一项回顾性研究。其中，每个冠心病病例约有两个对照样本，多数冠心病确诊患者在冠心病发生后都接受过降压等治疗以改善预后。原始数据来自于 *South African Medical Journal* 中描述的一个更大的数据集。读者可以通过网络获取该公开数据集。例如，从开源项目 OpenML 获取，同时推荐感兴趣的读者阅读提供该数据集作为配套实验材料的特雷弗·黑斯蒂（Trevor Hastie）等编写的 *The Elements of Statistical Learning*。

该数据集包含 462 个样本，10 个特征，如表 26-1、表 26-2 所示。预测目标为是否确诊为冠心病。

表 26-1 南非心脏病数据集属性

属性	英文描述	中文描述
sbp	Systolic blood pressure in millimetres of mercury (mmHg)	收缩压（mmHg）
tobacco	Cumulative tobacco use in kilograms	累积烟草使用（以 kg 为单位）
ldl	Low density lipoprotein cholesterol	低密度脂蛋白胆固醇
adiposity	Not recorded in source; presumably another measurement of obesity similar to BMI	与肥胖相关的测量指数
famhist	Factor indicating presence or absence of a family history of ischaemic heart disease	缺血性心脏病家族史
typea	Type-A coronary prone personality behaviour as measured by a self-administered Bortner Short Rating Scale	由自我管理的 Bortner 量表评估的 A 型冠状动脉病变的易感类型
obesity	A measure of obesity; body mass index (or BMI) is consistent with Rossouw et al. (1983)	身体质量指数
alcohol	Current alcohol consumption	酒精使用量
age	Age at onset	发病年龄
chd	Whether the subject had been diagnosed as having coronary heart disease or not	是否诊断冠心病

表 26-2　南非心脏病数据样本数据

	sbp	tobacco	ldl	adiposity	famhist	typea	obesity	alcohol	age	chd
1	160	12	5.73	23.11	Present	49	25.3	97.2	52	1
2	144	0.01	4.41	28.61	Absent	55	28.87	2.06	63	1
3	118	0.08	3.48	32.28	Present	52	29.14	3.81	46	0
4	170	7.5	6.41	38.03	Present	51	31.99	24.26	58	1
5	134	13.6	3.5	27.78	Present	60	25.99	57.34	49	1
6	132	6.2	6.47	36.21	Present	62	30.77	14.14	45	0
7	142	4.05	3.38	16.2	Absent	59	20.81	2.62	38	0
8	114	4.08	4.59	14.6	Present	62	23.11	6.72	58	1
9	114	0	3.83	19.4	Present	49	24.86	2.49	29	0
10	132	0	5.8	30.96	Present	69	30.11	0	53	1

2. 实验 26-2：构建心脏病诊断模型并优化支持向量机的参数设置

采用实验 26-1 相同的数据集，尝试调整支持向量机模型的参数设置，观察和对比实验结果。

3. 实验 26-3：基于支持向量机的丙型肝炎诊断模型构建

以 UCI 数据集中的丙型肝炎数据集（HCV data data set）为例，数据中包含 615 例样本的年龄、性别、诊断及 10 项血液实验室检验指标［白蛋白（ALB）、碱性磷酸酶（ALP）、谷丙转氨酶（ALT）、谷草转氨酶（AST）、胆红素（BIL）、胆碱酯酶（CHE）、胆固醇（CHOL）、肌酐（CREA）、谷氨酰转肽酶（GGT）、蛋白（PROT）］。数据样本为诊断结果正常的血液捐献者（标签为′0=Blood Donor′或′0s=suspect Blood Donor′），或确诊为丙型肝炎并可能有疾病进展（标签为′1=Hepatitis′或′2=Fibrosis′或′3=Cirrhosis′）。

4. 实验 26-4：基于支持向量机的宫颈癌诊断

据世界卫生组织报告，宫颈癌是危害女性健康的主要恶性肿瘤之一，是欠发达地区导致女性死亡的第二大癌症，早期发现和及时治疗能有效降低患病死亡率。本实验基于 UCI 公开的宫颈癌风险因素数据集（cervical cancer risk factors data set）构建模型（表 26-3），该数据集是在委内瑞拉的加拉加斯大学医院收集的，包含 858 名患者的人口统计信息、习惯和诊疗记录，部分患者因担心隐私问题而拒绝回答部分问题，因此存在缺失值。

表 26-3　宫颈癌风险因素数据集

列名	字段类型	含义说明
Age	Numerical	年龄
Number of sexual partners	Numerical	性伴侣数量
First sexual intercourse	Numerical	初次性行为年龄
Num of pregnancies	Numerical	怀孕次数
Smokes	Boolean	抽烟
Smokes (years)	Numerical	抽烟（年）
Smokes (packs/year)	Numerical	抽烟（包/年）
Hormonal Contraceptives	Boolean	激素类避孕药

续表

列名	字段类型	含义说明
Hormonal Contraceptives (years)	Numerical	激素类避孕药（年）
IUD	Boolean	宫内节育器
IUD (years)	Numerical	宫内节育器（年）
STDs	Boolean	性病
STDs (number)	Numerical	性病（数量）
STDs:condylomatosis	Boolean	性病：尖锐湿疣
STDs:cervical condylomatosis	Boolean	性病：宫颈湿疣
STDs:vaginal condylomatosis	Boolean	性病：阴道尖锐湿疣
STDs:vulvo-perineal condylomatosis	Boolean	性病：外阴-会阴性湿疣
STDs:syphilis	Boolean	性病：梅毒
STDs:pelvic inflammatory disease	Boolean	性病：盆腔炎
STDs:genital herpes	Boolean	性病：生殖器疱疹
STDs:molluscum contagiosum	Boolean	性病：传染性软疣
STDs:AIDS	Boolean	性病：艾滋病
STDs:HIV	Boolean	性病：人类免疫缺陷病毒
STDs:Hepatitis B	Boolean	性病：乙型肝炎
STDs:HPV	Boolean	性病：人乳头瘤病毒
STDs: Number of diagnosis	Numerical	性病：诊断次数
STDs: Time since first diagnosis	Numerical	性病：首次诊断以来的时间
STDs: Time since last diagnosis	Numerical	性病：最近诊断以来的时间
Dx:Cancer	Boolean	Dx：癌症
Dx:CIN	Boolean	Dx：宫颈上皮瘤变
Dx:HPV	Boolean	Dx：人乳头瘤病毒
Dx	Boolean	Dx
Hinselmann	Numerical	阴道镜检查：目标特征
Schiller	Numerical	碘试验：目标特征
Citology	Numerical	液基细胞学检查：目标特征
Biopsy	Numerical	宫颈活检：目标特征

【实验指导】

1. 实验 26-1：实验指导

（1）实验步骤：实验要求利用支持向量机构建分类模型进行冠心病的诊断，为二分类问题。主要实验步骤可以分为以下 4 步。

1）在当前工程文件夹下，新建一个 Python 文件，文件命名为"实验 26-1.py"；复制 SAheart.csv 到当前文件夹；加载实验数据，划分训练集和测试集。

2）使用 NuSVC 模型建立支持向量机模型。

3）训练分类器。

4）评估测试结果。

参考代码中使用 NuSVC 模块实现，因此对相关参数设置进行简要介绍。调用 NuSVC 模型并设置相关参数的语法格式如下：

NuSVC(*, nu=0.5, kernel='rbf', degree=3, gamma='scale', coef0=0.0, shrinking=True, probability=False, tol=0.001, cache_size=200, class_weight=None, verbose=False, max_iter=−1, decision_function_shape='ovr', break_ties=False, random_state=None)

相关参数简介：

nu：边界误差值的上界和支持向量分数的下界，应设置为浮点数且取值范围为 (0, 1]，默认为 0.5。其他参数的含义与设置可参考理论教材中 SVC 模型的相关介绍。

（2）参考代码

```
# 导入需要的模块
import pandas as pd
from sklearn.svm import NuSVC
from sklearn.model_selection import train_test_split
from sklearn.metrics import confusion_matrix
from sklearn.metrics import classification_report
# 读取 csv 文件
df=pd.read_csv('SAheart.csv')
print(df.shape)
# 查看数据样本
print(df.head())
# 原始数据中的"famhist"列内容为 Present 或 Absent，应转换为哑变量，
# 转换之后默认变为两列，分别表示是否为 Present 或 Absent。设置 drop_first=True
# 删除其中一列，即用 0 或 1 表示对应原始字段
df=pd.get_dummies(df, columns=['famhist'], drop_first=True)
Y=df['chd']
# 删除行序号和标签对应的两列
X=df.drop(columns=['row.names', 'chd'], axis=1)
# 生成训练集和测试集
x_train, x_test, y_train, y_test=train_test_split(X, Y, test_size=0.3, random_state=9)
# 使用 NuSVC 模型建立支持向量机模型
svm_model=NuSVC()
svm_model=svm_model.fit(x_train, y_train)
# 评估测试结果
y_pred=svm_model.predict(x_test)
print("测试集的混淆矩阵\n", confusion_matrix(y_test, y_pred))   # 测试集上的混淆矩阵
print(classification_report(y_test, y_pred))
```

（3）实验结果

```
[[81 11]
 [27 20]]
```

	precision	recall	f1-score	support
0	0.75	0.88	0.81	92
1	0.65	0.43	0.51	47
accuracy			0.73	139
macro avg	0.70	0.65	0.66	139
weighted avg	0.71	0.73	0.71	139

（4）实验分析：实验为二分类问题，模型识别正常样本的效果较好，而对于冠心病患者的识别准确率不高，注意到数据集中的冠心病患者是经过治疗的，因此识别的难度较大，同时分类模型的效果与数据样本的数量、分布、特征与预测目标的相关性等诸多因素有关。

2. 实验 26-2：实验指导

（1）实验步骤

1）在当前工程文件夹下，新建一个 Python 文件，文件命名为"实验 26-2.py"；复制 SAheart.csv 到当前文件夹；加载实验数据，划分训练集和测试集。

2）使用 NuSVC 模型建立支持向量机模型。

3）训练分类器。

4）评估测试结果。

（2）参考代码

```python
from sklearn.svm import NuSVC
from sklearn.model_selection import train_test_split
from sklearn.metrics import confusion_matrix
from sklearn.metrics import classification_report
from sklearn.model_selection import GridSearchCV
import pandas as pd


# 读取 csv 文件
df=pd.read_csv('SAheart.csv')
print(df.shape)
# 查看数据样本
print(df.head())
# 原始数据中的"famhist"列内容为 Present 或 Absent，应转换为哑变量
# 转换之后默认变为两列，分别表示是否为 Present 或 Absent
# 设置 drop_first=True 删除其中一列，即用 0 或 1 表示对应原始字段
df=pd.get_dummies(df, columns=['famhist'], drop_first=True)
Y=df['chd']
# 删除行序号和标签对应的两列
X=df.drop(columns=['row.names', 'chd'], axis=1)
```

```
# 生成训练集和测试集
x_train, x_test, y_train, y_test=train_test_split(X, Y, test_size=0.3, random_state=9)
# 设置超参数的取值范围，示例设置 tol 和 kernel 两个参数
param_grid={'tol': [0.001, 0.0001],
                'kernel': ['linear', 'rbf', 'sigmoid', 'poly']}
grid=GridSearchCV(NuSVC(), param_grid, refit=True, verbose=3)
# 训练模型
grid.fit(x_train, y_train)
# 输出最佳超参数
print(grid.best_params_)
# 输出最佳模型
print(grid.best_estimator_)
# 评估测试结果
grid_predictions=grid.predict(x_test)
# 测试集上的混淆矩阵
print("测试集的混淆矩阵\n", confusion_matrix(y_test, grid_predictions))
print(classification_report(y_test, grid_predictions))
```

（3）实验结果

```
Fitting 5 folds for each of 8 candidates, totalling 40 fits
[CV 1/5] END ..........kernel=linear, tol=0.01;, score=0.738 total time=   0.8s
[CV 2/5] END ..........kernel=linear, tol=0.01;, score=0.785 total time=   0.8s
[CV 3/5] END ..........kernel=linear, tol=0.01;, score=0.723 total time=   0.5s
[CV 4/5] END ..........kernel=linear, tol=0.01;, score=0.609 total time=   0.4s
[CV 5/5] END ..........kernel=linear, tol=0.01;, score=0.750 total time=   0.5s
[CV 1/5] END ..........kernel=linear, tol=0.001;, score=0.738 total time=   1.5s
......
[CV 5/5] END ............kernel=poly, tol=0.001;, score=0.734 total time=   0.0s
{'kernel': 'linear', 'tol': 0.0001}
NuSVC(kernel='linear', tol=0.0001)
测试集的混淆矩阵
 [[82 10]
  [23 24]]
```

	precision	recall	f1-score	support
0	0.78	0.89	0.83	92
1	0.71	0.51	0.59	47
accuracy			0.76	139
macro avg	0.74	0.70	0.71	139
weighted avg	0.76	0.76	0.75	139

（4）实验分析：本实验通过简单的超参数设置来比较分类结果，表明采用线性核函数训练的模型最佳，将实验 26-1 结果中的整体准确率从 0.73 提升至 0.76。

3. 实验 26-3：实验指导

（1）实验步骤

1）在当前工程文件夹下，新建一个 Python 文件，文件命名为"实验 26-3.py"；复制 hcvdat0.csv 到当前文件夹；加载实验数据，划分训练集和测试集。

2）建立支持向量机模型。

3）训练分类器。

4）评估测试结果。

（2）参考代码

```
import pandas as pd
from sklearn.model_selection import train_test_split
from sklearn.svm import LinearSVC
from sklearn.impute import SimpleImputer
from sklearn.metrics import confusion_matrix
from sklearn.metrics import classification_report
df=pd.read_csv('hcvdat0.csv')
# 删除没有列名的第一列，为样本序号
df=df.drop(df.columns[0], axis=1)
# 作为二分类问题处理
df['Category'].replace(to_replace=['0=Blood Donor', '0s=suspect Blood Donor'],
value=0, inplace=True)
df['Category'].replace(to_replace=['1=Hepatitis', '2=Fibrosis', '3=Cirrhosis'],
    value=1, inplace=True)
# 性别转换为 0 和 1
df=pd.get_dummies(df, columns=['Sex'], drop_first=True)
# 标签列
Y=df['Category']
X=df.drop(columns=['Category'], axis=1)
# 缺失值填补，常用众数、均值等策略进行处理
imp=SimpleImputer(strategy='most_frequent')
X=imp.fit_transform(X)
x_train, x_test, y_train, y_test=train_test_split(X, Y, test_size=0.3, random_state=0)
# 使用 LinearSVC 模型建立支持向量机模型
svm_model=LinearSVC()
svm_model=svm_model.fit(x_train, y_train)
# 评估测试结果
y_pred=svm_model.predict(x_test)
# 测试集上的混淆矩阵
```

```
print("测试集的混淆矩阵\n", confusion_matrix(y_test, y_pred))
print(classification_report(y_test, y_pred))
```

（3）实验结果

测试集的混淆矩阵

```
[[161   3]
 [  6  15]]
```

	precision	recall	f1-score	support
0	0.96	0.98	0.97	164
1	0.83	0.71	0.77	21
accuracy			0.95	185
macro avg	0.90	0.85	0.87	185
weighted avg	0.95	0.95	0.95	185

（4）实验分析：参考代码对丙型肝炎数据集进行了简单的预处理，如哑变量设置、缺失值填补，同时将标签进行了归一化，作为二分类问题处理。

实验结果表明采用线性核函数构建的支持向量机模型对该数据集的分类效果较好，测试集共 185 个样本，其中分类正确的样本数为 176，准确率达到 0.95。

4. 实验 26-4：实验指导

（1）实验步骤

1）在当前工程文件夹下，新建一个 Python 文件，文件命名为"实验 26-4.py"；复制 risk_factors_cervical_cancer.csv 到当前文件夹；加载实验数据，划分训练集和测试集。

2）建立支持向量机模型。

3）训练分类器。

4）评估测试结果。

（2）参考代码

```
import pandas as pd
import numpy as np
data=pd.read_csv('risk_factors_cervical_cancer.csv')
# 使用 np.nan 代替？表示的缺失值
data.replace({'?': np.nan}, inplace=True)
data.head()
# 删除掉缺失数据太多的两列
data.drop(['STDs: Time since first diagnosis', 'STDs: Time since last diagnosis'], axis=1, inplace=True)
# 以 STDs:HPV 列为依据，删除存在较多缺失数据的样本
data=data[~data['STDs:HPV'].isnull()]
# 按列计算数据缺失数量
print(data.isnull().sum().sort_values(ascending=False).head(15))
# 经观察后用 0（出现频率高）填充缺失值
data.fillna('0', inplace=True)
```

```
# 4 个目标特征 Hinselmann（阴道镜检查），Schiller（碘试验），Citology（液基细胞学
检查），Biopsy（宫颈活检）是采用不同诊断方式的结果
# 在案例中我们组合新的诊断策略，往患病方向进行倾斜，避免出现漏诊
# 即只要诊断结果中出现 1（大于等于 1）时，均标记该女性患有宫颈癌
# 否则认为未患病，新建一列 target 表示是否患病
# 如果患病则样本取值为 1，不患病样本取值为 0
data['target']=data['Hinselmann'] + data['Schiller'] + data['Citology'] + data['Biopsy']
data.drop(['Hinselmann', 'Schiller', 'Citology', 'Biopsy'], axis=1, inplace=True)
data['target']=data['target'].apply(lambda x: 1 if x > 0 else 0)
# 删除全部是 0 的列
data.drop(['STDs: cervical condylomatosis', 'STDs:AIDS'], axis=1, inplace=True)
# 数据归一化
from sklearn.preprocessing import scale
continuous_columns=['Age', 'Number of sexual partners', 'First sexual intercourse',
        'Num of pregnancies', 'Smokes (years)', 'Smokes (packs/year)',
        'Hormonal Contraceptives (years)', 'IUD (years)',
        'STDs (number)', 'STDs: Number of diagnosis']
data[continuous_columns]=scale(data[continuous_columns])
x=data.drop(['target'], axis=1)
y=data['target']
from sklearn import model_selection
x_train, x_test, y_train, y_test=model_selection.train_test_split(x,
        y, test_size=0.2, random_state=33, stratify=y)
from sklearn.svm import SVC
from sklearn.metrics import accuracy_score, confusion_matrix,
        classification_report, recall_score
# 构建模型
svm=SVC(kernel='rbf', class_weight='balanced', random_state=4)
svm.fit(x_train, y_train)
y_pred=svm.predict(x_test)
print('accuracy:', accuracy_score(y_test, y_pred))
conf_matrix=confusion_matrix(y_test, y_pred)
# 结果可视化
import seaborn as sns
import matplotlib.pyplot as plt
fig, ax=plt.subplots(figsize=(8, 6))
sns.heatmap(conf_matrix, ax=ax, annot=True, annot_kws={'size': 15}, fmt='d')
plt.show()
```

（3）实验结果：如图 26-1 所示。

按列计算数据缺失情况

Num of pregnancies	47
IUD	16
IUD (years)	16
Number of sexual partners	14
Hormonal Contraceptives	13
Hormonal Contraceptives (years)	13
Smokes	10
Smokes (years)	10
Smokes (packs/year)	10
First sexual intercourse	6
Age	0
Dx: CIN	0
STDs: HPV	0
STDs: Number of diagnosis	0
Dx: Cancer	0

分类准确率 0.821

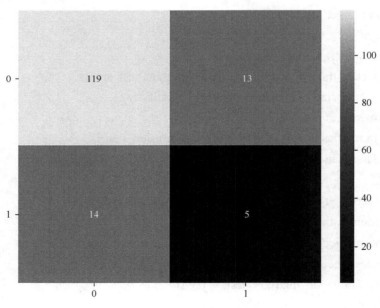

图 26-1　混淆矩阵热力图

（4）实验分析：参考代码对数据进行了更细致的分析和处理，分别按行和列删除缺失值较多的样本和指标，对少量的缺失值进行填补，改善数据质量有助于提高模型的可靠性。测试样本数量为 151，分类正确数量为 124，预测准确率达到 0.821。

实验二十七　聚类分析及医学应用

【实验目的】

1. 熟悉利用 sklearn 库进行聚类分析的基本步骤。

2. 掌握聚类分析的操作。

【实验内容】

1. 实验 27-1：熟悉甲状腺疾病诊断的 K 均值（K-means）聚类分析

以实验 24-3 的甲状腺数据进行聚类分析，数据具体情况如前文介绍。

2. 实验 27-2：心脏衰竭死亡预测的 Mini Batch K-means 聚类分析

以实验 24-2 的心脏衰竭数据集为例进行聚类分析，数据具体情况如前文介绍。

【实验指导】

1. 实验 27-1：实验指导

（1）实验步骤：聚类分析实验基本分成以下 4 个步骤：

1）在当前工程文件夹下，新建一个 Python 文件，文件命名为"实验 27-1.py"；复制 new-thyroid.csv 到当前文件夹；加载数据。

2）设置聚类参数。

3）聚类模型训练。

4）输出聚类中心和各个类别的数目。

（2）参考代码

```
import pandas as pd
from sklearn.cluster import Kmeans
# 加载数据；
data=pd.read_csv("new-thyroid.csv").iloc[:, 1:]
outputfile=r'result_Kmeans.xlsx'
data_zs=1.0*(data - data.mean())/data.std()    # 数据标准化
cl=Kmeans(n_clusters=3, max_iter=1000).fit(data_zs)
X=cl.labels_
r1=pd.Series(cl.labels_).value_counts()    # 统计各个类别的数目
r2=pd.DataFrame(cl.cluster_centers_)    # 找出聚类中心
# 横向连接（0 是纵向），得到聚类中心对应的类别下的数目
r=pd.concat([r2, r1], axis=1)
r.columns=list(data.columns) + [u'类别数目']    # 重命名表头
print(r)
# 详细输出每个样本对应的类别
r=pd.concat([data, pd.Series(cl.labels_, index=data.index)], axis=1)
r.columns=list(data.columns) + [u'聚类类别']    # 重命名表头
```

r.to_excel(outputfile) # 保存结果

（3）实验结果

	feature1	feature2	feature3	feature4	feature5	类别数目
0	1.168404	−1.415711	−0.749475	2.273756	2.090777	22
1	0.050553	−0.027571	−0.161159	−0.255113	−0.212208	177
2	−2.165795	2.251604	2.813354	−0.304224	−0.527267	16

样本数据被聚为 3 类，每类数目分别为 22、177、16。第 2 列至第 6 列为聚类中心坐标。

2. 实验 27-2：实验指导

（1）实验步骤

1）在当前工程文件夹下，新建一个 Python 文件，文件命名为"实验 27-2.py"；复制 heart_failure_clinical_records_dataset.csv 到当前文件夹；加载数据。

2）设置聚类参数。

3）聚类模型训练。

4）输出聚类中心和各个类别的数目。

（2）参考代码

实验的主要步骤参见理论教材，参考代码如下：

```
import pandas as pd
from sklearn.cluster import MiniBatchKMeans
# 加载数据；
data=pd.read_csv("heart_failure_clinical_records_dataset.csv")
outputfile=r'result.xlsx'
data_zs=1.0*(data - data.mean())/data.std()    # 数据标准化
cl=MiniBatchKMeans(n_clusters=2, batch_size=200).fit(data_zs)
X=cl.labels_
r1=pd.Series(cl.labels_).value_counts()    # 统计各个类别的数目
r2=pd.DataFrame(cl.cluster_centers_)    # 找出聚类中心
# 横向连接（0 是纵向），得到聚类中心对应的类别下的数目
r=pd.concat([r2, r1], axis=1)
r.columns=list(data.columns) + [u'类别数目']    # 重命名表头
print(r)
# 详细输出每个样本对应的类别
r=pd.concat([data, pd.Series(cl.labels_, index=data.index)], axis=1)
```

（3）实验结果

	age	anaemia	⋯	DEATH_EVENT	类别数目
0	0.590924	0.237963	⋯	1.281733	94
1	−0.224473	−0.117341	⋯	−0.558205	205

（4）实验分析：样本数据被聚为 2 类，每类数目分别为 94、205。第 2 列至第 13 列为聚类中心坐标。

实验二十八 深度学习及医学应用

【实验目的】

1. 熟悉常用 Pytorch 框架和深度学习模型的基本操作。

2. 掌握使用医学图像进行医学图像分类。

【实验内容】

1. 实验 28-1：基于 Pytorch 的 COVID-19 检测

本实验基于 Pytorch 框架和 Python3.6 构建深度卷积神经网络，Kaggle 公布的胸部 CT 图像数据集，进行 COVID-19 和正常胸部图像的自动识别。该数据集包含 3616 幅 COVID-19 患者的胸部 CT 图像、10 192 幅不包含任何疾病信息的胸部 CT 图像、1345 幅病毒性肺炎患者的胸部 CT 图像和 6012 幅具有不透明质的非 COVID-19 肺部感染患者的胸部 CT 图像。为了便于开展深度学习的训练与测试，本实验分别选取了 200 幅 COVID-19 患者和无任何疾病信息的胸部 CT 图像，并按照 4∶1 的方式将其划分为训练集和测试集，其中 COVID-19 的标签是"1"，无任何疾病的标签是"0"。本实验的目的是学习 Pytorch 框架和深度学习模型的基本操作、设计、训练和测试。

2. 实验 28-2：基于 Pytorch 的黑色素瘤良、恶性识别

本实验基于 Pytorch 框架和 Python3.6 微调 VGG 网络对国际皮肤成像协作组织（ISIC）提供的黑色素瘤数据进行良、恶性分类。具体而言，本实验选取了 600 幅通过皮肤镜采集的黑色素瘤图像，其中包含恶性黑色素瘤和其他病变的图像各 300 幅，实验按照 4∶1 的比例将其划分为训练集，并将其保存到同一路径下的 train 和 test 文件夹中，每个文件夹又包含 0 和 1 两个文件夹，前者存放包含其他病变的图片（标签为 0），后者存放恶性黑色素瘤图像。本实验的目的是通过微调 VGG 网络对上述黑色素瘤图像与其他病变图像进行分类。

【实验指导】

1. 实验 28-1：实验指导

（1）实验步骤：基于卷积神经网络的 COVID-19 检测过程可以简单分 5 个步骤：数据处理、数据预处理、加载数据、定义网络结构和模型训练，各个步骤的主要目的如下：

1）在当前工程文件夹下，新建一个 Python 文件，文件命名为"实验 28-1.py"；把训练集和测试集的数据复制到同一路径下的 train 和 test 文件夹中。

2）数据预处理：灰度图像的通道扩充，一般还需要去均值、图像尺寸等归一化操作。

3）加载数据：读取图像和对应的标签，划分训练集和测试集。

4）定义网络结构：主要定义卷积层、池化层和全连接层。

5）模型的训练：主要定义损失函数，选择合适的优化，训练、测试模型参数。

（2）参考代码

导入所需要的模块

import torch

import torch.nn as nn

```python
import torch.utils.data as Data
from torchvision import models
from torchvision import transforms
from torchvision.datasets import ImageFolder
import os, sys

vgg16=models.vgg16()
## 获取 vgg16 的特征提取层
vgg16_f=vgg16.features
# 将 vgg16 的特征提取层参数冻结，不对其进行更新
for param in vgg16_f.parameters():
    param.requires_grad_(False)

## 使用 VGG16 的特征提取层＋新的全连接层组成新的网络
class MyVggModel(nn.Module):
    def __init__(self):
        super(MyVggModel, self).__init__()
        ## 预训练的 vgg16 的特征提取层
        self.vgg16_f=vgg16_f
        ## 添加新的全连接层
        self.classifier=nn.Sequential(
            nn.Linear(25088, 512),
            nn.ReLU(),
            # 使用 Dropout 防止过拟合
            nn.Dropout(p=0.5),
            nn.Linear(512, 256),
            nn.ReLU(),
            nn.Dropout(p=0.5),
            # 将其调整为二分类网络
            nn.Linear(256, 2),
            nn.Softmax(dim=1),
        )

    ## 定义网络的向前传播路径
    def forward(self, x):
        x=self.vgg16_f(x)
        x=x.view(x.size(0), -1)
        output=self.classifier(x)
        return output
```

```
### 数据准备
## 对训练集的预处理
train_data_transforms=transforms.Compose([
        transforms.RandomResizedCrop(224),    # 随机长宽比裁剪为 224*224
        transforms.RandomHorizontalFlip(),    # 依概率 p=0.5 水平翻转
        transforms.ToTensor(),    # 转化为张量并归一化至 [0-1]
        ## 图像标准化处理
        transforms.Normalize([0.485, 0.456, 0.406], [0.229, 0.224, 0.225])
])


## 对验证集的预处理
val_data_transforms=transforms.Compose([
        transforms.Resize(256),    # 重置图像分辨率
        transforms.CenterCrop(224),    # 依据给定的 size 从中心裁剪
        transforms.ToTensor(),    # 转化为张量并归一化至 [0-1]
        ## 图像标准化处理
        transforms.Normalize([0.485, 0.456, 0.406], [0.229, 0.224, 0.225])
])


# 训练集所在文件夹
image_path=os.getcwd()
train_data_dir=image_path + '/6-6/6-6-1/train'
## 指定训练集所在路径
train_data=ImageFolder(train_data_dir, transform=train_data_transforms)
train_data_loader=Data.DataLoader(train_data,
                                # mini batch 的尺寸
                                batch_size=32,
                                # 是否打乱数据顺序
                                shuffle=True,
                                num_workers=1)
# 测试集所在文件夹
val_data_dir=image_path + '/6-6/6-6-1/test'
## 测试集所在路径
val_data=ImageFolder(val_data_dir, transform=val_data_transforms)
val_data_loader=Data.DataLoader(val_data,
                                # mini batch 的尺寸
                                batch_size=32,
                                # 是否打乱数据顺序
                                shuffle=True,
```

```
                                      num_workers=1)

### 模型的训练过程
# 定义优化器
## 导入网络
# 如果 GPU 可用，就将选择 cuda:0 进行加速训练，否者就算用 CPU 进行训练
device=torch.device("cuda:0" if torch.cuda.is_available() else "cpu")
# 加载网络
MyVgg=MyVggModel()
MyVgg=MyVgg.to(device)
learning_rate=0.001
optimizer=torch.optim.Adam(MyVgg.parameters(), lr=learning_rate)
# 损失函数
loss_func=nn.CrossEntropyLoss()


def train():
    best_acc=0.0
    best_epoch_name=''
    for epoch in range(50):
        train_loss_epoch=0
        val_loss_epoch=0
        train_corrects=0
        val_corrects=0
        ## 对训练数据的迭代器进行迭代计算
        MyVgg.train()
        for step, (b_x, b_y) in enumerate(train_data_loader):
            b_x=b_x.to(device)
            b_y=b_y.to(device)
            output=MyVgg(b_x)    # CNN 在训练 batch 上的输出
            loss=loss_func(output, b_y)   # 交叉熵损失函数
            pre_lab=torch.argmax(output, 1)
            optimizer.zero_grad()   # 每个迭代步的梯度初始化为 0
            loss.backward()   # 损失的后向传播，计算梯度
            optimizer.step()   # 使用梯度进行优化
            train_loss_epoch +=loss.item() * b_x.size(0)
            train_corrects +=torch.sum(pre_lab==b_y.data)

        ## 计算一个 epoch 的损失和精度
        train_loss=train_loss_epoch/len(train_data.targets)
```

```
    train_acc=train_corrects.double() / len(train_data.targets)

    ## 只用于保存网络的参数
    print('Saving the ' + str(epoch+1) + '-th epoch model state............')
    save_model_states={'epoch': epoch + 1,
                        'state_dict': MyVgg.state_dict(),
                        'optimizer': optimizer.state_dict(),
                        'train_loss': train_loss,
                        'train_acc': train_acc,
                        'learning_rate': learning_rate
                        }
    torch.save(save_model_states, image_path + "/save_model/" + 'epoch_' + str(epoch +
1) + '.pth')


    ## 计算在验证集上的表现
    MyVgg.eval()
    print('Evaluating the model......')
    for step, (val_x, val_y) in enumerate(val_data_loader):
        val_x=val_x.to(device)
        val_y=val_y.to(device)
        output=MyVgg(val_x)
        loss=loss_func(output, val_y)
        pre_lab=torch.argmax(output, 1)
        val_loss_epoch +=loss.item() * val_x.size(0)
        val_corrects +=torch.sum(pre_lab==val_y.data)
    ## 计算一个 epoch 的损失和精度
    val_loss=val_loss_epoch / len(val_data.targets)
    val_acc=val_corrects.double() / len(val_data.targets)
    print('The val_loss: %.3f \t The val_acc: %.3f' % (val_loss, val_acc.cpu().numpy()))
    ## 求最好结果 acc
    if val_acc.cpu().numpy() > best_acc:
        best_acc=val_acc.cpu().numpy()
        best_epoch_name='epoch_' + str(epoch + 1) + '.pth'
        print('The best acc: %3.4f' % best_acc)
        print('The best moedl: ' + best_epoch_name)
    else:
        print('The best acc: %3.4f' % best_acc)
        print('The best moedl: ' + best_epoch_name)
```

```
# 主函数
if __name__=="__main__":
    train()
```

（3）实验结果

Saving the 50-th epoch model state............

Evaluating the model......

The val_loss: 0.348   The val_acc: 0.975

The best acc: 0.9750

The best moedl: epoch_50.pth

（4）实验分析：从实验结果可以看出，基于深度卷积神经网络的 COVID-19 的识别较为理想，在第 50 次训练时达到了 97.5% 的识别精度。由于深度学习以数据为驱动，而实验随机选取部分图像构建了本实验的训练集和测试集，因此最终的实验结果可能与上述结果存在一定的差异。在实际应用过程中，需要对图像进行一定的预处理，如去噪、图像分割等操作，才能实现更好的识别效果。此外，深度学习网络越深，学习能力越强越可能会面临难以训练和过拟合等问题。因此在应用过程中需要综合考虑待处理任务、模型训练难度等问题，从而设计出性能优异的深度学习模型。

2. 实验 28-2：实验指导

（1）实验步骤

1）在当前工程文件夹下，新建一个 Python 文件，文件命名为"实验 28-2.py"；把训练集和测试集的数据复制当前文件夹下面的/dataset/28-2/train 和/dataset/28-2/test 中；数据预处理：灰度图像的通道扩充，一般还需要去均值、图像尺寸等归一化操作。

2）加载数据：读取图像和对应的标签，划分训练集和测试集。

3）定义网络结构：主要定义卷积层、池化层和全连接层。

4）模型的训练：主要定义损失函数，选择合适的优化，训练、测试模型参数。

（2）参考代码

```
## 导入所需要的模块
import torch
import torch.nn as nn
import torch.utils.data as Data
from torchvision import models
from torchvision import transforms
from torchvision.datasets import ImageFolder
## 导入训练好的 VGG16 网络
vgg16=models.vgg16()
# 获取 vgg16 的特征提取层
vgg16_f=vgg16.features
# 将 vgg16 的特征提取层参数冻结，不对其进行更新
for param in vgg16_f.parameters():
    param.requires_grad_(False)
```

```
## 使用 VGG16 的特征提取层，添加新的全连接层组成新的 2 分类网络
class MyVggModel(nn.Module):
    def __init__(self):
        super(MyVggModel, self).__init__()
        ## 预训练的 vgg16 的特征提取层
        self.vgg16_f=vgg16_f
        ## 添加新的全连接层
        self.classifier=nn.Sequential(
            nn.Linear(25088, 512),
            nn.ReLU(),
            nn.Dropout(p=0.5),
            nn.Linear(512, 256),
            nn.ReLU(),
            nn.Dropout(p=0.5),
            nn.Linear(256, 2),  # 其中参数 "2" 表示待分类问题的类别数量
            nn.Softmax(dim=1),
        )
## 定义网络的向前传播路径
def forward(self, x):
    x=self.vgg16_f(x)
    x=x.view(x.size(0), -1)
    output=self.classifier(x)
    return output
### 训练集和测试集预处理数
# 训练集预处理
train_data_transforms=transforms.Compose([
    transforms.RandomResizedCrop(224),   # 随机长宽比裁剪为 224*224
    transforms.RandomHorizontalFlip(),   # 依概率 p=0.5 水平翻转
    transforms.ToTensor(),   # 转化为张量并归一化至 [0-1]
    ## 图像标准化处理
    transforms.Normalize([0.485, 0.456, 0.406], [0.229, 0.224, 0.225])
])
# 对测试集预处理
val_data_transforms=transforms.Compose([
    transforms.Resize(256),   # 重置图像分辨率
    transforms.CenterCrop(224),   # 依据给定的 size 从中心裁剪
    transforms.ToTensor(),   # 转化为张量并归一化至 [0-1]
    ## 图像标准化处理
```

```
        transforms.Normalize([0.485, 0.456, 0.406], [0.229, 0.224, 0.225])
    ])
## 获取当前文件所在文件夹
image_path=os.getcwd()
## 读取图像
train_data_dir=image_path + "/dataset/6-6-2/train"   # 训练集所在文件夹
train_data=ImageFolder(train_data_dir, transform=train_data_transforms)
train_data_loader=Data.DataLoader(train_data,
                                  batch_size=32,
                                  shuffle=True,
                                  num_workers=2)
## 读取测试集
val_data_dir=image_path + "/dataset/6-6-2/test"   # 测试集所在文件夹
val_data=ImageFolder(val_data_dir, transform=val_data_transforms)
val_data_loader=Data.DataLoader(val_data,
                                batch_size=32,
                                shuffle=True,
                                num_workers=2)
### 模型的训练过程
# 定义网络
MyVgg=MyVggModel()
learning_rate=0.0003  # 学习率
# 定义优化器
optimizer=torch.optim.Adam(MyVgg.parameters(), lr=learning_rate)
loss_func=nn.CrossEntropyLoss()  # 损失函数
# 定义训练函数
def train():
    best_acc=0.0  # 保存最佳结果
    best_epoch_name=""
    for epoch in range(50):
        train_loss_epoch=0  # 保存训练损失
        val_loss_epoch=0  # 保存验证损失
        train_corrects=0
        val_corrects=0
        ## 对训练数据的迭代器进行迭代计算
        MyVgg.train()
        for step, (b_x, b_y) in enumerate(train_data_loader):
            output=MyVgg(b_x)  # CNN 在训练 batch 上的输出
            loss=loss_func(output, b_y)  # 交叉熵损失函数
```

```python
            pre_lab=torch.argmax(output, 1)
            optimizer.zero_grad() # 每个迭代步的梯度初始化为 0
            loss.backward() # 损失的后向传播，计算梯度
            optimizer.step() # 使用梯度进行优化
            train_loss_epoch +=loss.item() * b_x.size(0)
            train_corrects +=torch.sum(pre_lab==b_y.data)
        ## 计算一个 epoch 的损失和精度
        train_loss=train_loss_epoch / len(train_data.targets)
        train_acc=train_corrects.double() / len(train_data.targets)
        ## 保存网络参数
        print('Saving the ' + str(epoch+1) + '-th epoch model state............')
        save_model_states={'epoch': epoch + 1,
                           'state_dict': MyVgg.state_dict(),
                           'optimizer': optimizer.state_dict(),
                           'train_loss': train_loss,
                           'train_acc': train_acc,
                           'learning_rate': learning_rate
                           }
        torch.save(save_model_states, image_path + "/save_model/6-6-2/" + 'epoch_' +
str(epoch + 1) + '.pth')
        ## 计算在测试集上的表现
        MyVgg.eval()
        print('Evaluating the model......')
        for step, (val_x, val_y) in enumerate(val_data_loader):
            output=MyVgg(val_x)
            loss=loss_func(output, val_y)
            pre_lab=torch.argmax(output, 1)
            val_loss_epoch +=loss.item() * val_x.size(0)
            val_corrects +=torch.sum(pre_lab==val_y.data)
        ## 计算一个 epoch 的损失和精度
        val_loss=val_loss_epoch/len(val_data.targets)
        val_acc=val_corrects.double() / len(val_data.targets)
        print('The val_loss: %.3f \t The val_acc: %.3f' % (val_loss, val_acc.numpy()))
        ## 求最好的结果
        if val_acc.numpy() > best_acc:
            best_acc=val_acc.numpy()
            best_epoch_name='epoch_' + str(epoch + 1) + '.pth'
            print('The best acc: %3.4f' % best_acc)
            print('The best moedl: ' + best_epoch_name)
```

```
        else:
            print('The best acc: %3.4f' % best_acc)
            print('The best moedl: ' + best_epoch_name)
## 主程序
if __name__ == "__main__":
    train()
```

（3）实验结果

Saving the 50-th epoch model state............

Evaluating the model......

The val_loss: 0.371   The val_acc: 0.950

The best acc: 0.9750

The best moedl: epoch_42.pth

（4）实验分析：本次实验所使用的 VGG 网络是深度学习中的代表性模型，可以用于解决多分类问题，由于黑色素瘤的良、恶性属于典型的二分类问题，因此在构造网络时需要将其调整为二分类网络。本实验根据迁移学习的思想，通过微调 VGG 网络的参数提升了二分类问题的效果，最终达到了 97.5% 的黑色素瘤良、恶性识别精度。